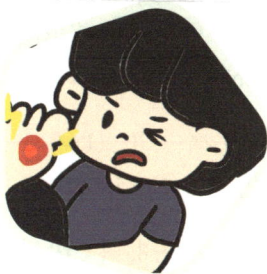

痛风的防与治：图解版

主 编◎潘碧琦 刘 军

全国百佳图书出版单位
中国中医药出版社
·北 京·

图书在版编目（CIP）数据

痛风的防与治：图解版 / 潘碧琦，刘军主编 .—
北京：中国中医药出版社，2022.9（2025.5 重印）
ISBN 978-7-5132-7757-0

Ⅰ.①痛… Ⅱ.①潘… ②刘… Ⅲ.①痛风—防治—
图解 Ⅳ.① R589.7-64

中国版本图书馆 CIP 数据核字（2022）第 156409 号

中国中医药出版社出版

北京经济技术开发区科创十三街 31 号院二区 8 号楼
邮政编码　100176
传真　010-64405721
北京盛通印刷股份有限公司印刷
各地新华书店经销

开本 710×1000　1/16　印张 15　字数 193 千字
2022 年 9 月第 1 版　2025 年 5 月第 2 次印刷
书号　ISBN 978 - 7 - 5132 - 7757 - 0

定价　78.00 元
网址　www.cptcm.com

服 务 热 线　010-64405510
购 书 热 线　010-89535836
维 权 打 假　010-64405753

微信服务号　**zgzyycbs**
微商城网址　**https://kdt.im/LIdUGr**
官 方 微 博　**http://e.weibo.com/cptcm**
天猫旗舰店网址　**https://zgzyycbs.tmall.com**

《痛风的防与治：图解版》
编委会

前　言

　　潘碧琦、刘军教授主编的《痛风的防与治：图解版》主要以科普的形式阐述痛风的流行病学、发病机制、并发症、诊断治疗、慢病管理、养生调护等内容。本科普图书的受众为普通民众，鉴于一般医学专业著作往往枯燥无味，专业词汇较多，晦涩难懂，为了让普通民众能够快速了解此疾病，本书将以漫画加文字的形式进行叙述。本图书首先建立痛风的漫画模型，通过漫画配以诙谐幽默、简单易懂的文字叙述介绍痛风的基本知识，让普通民众建立对痛风的认识。

　　痛风的产生往往与日常的饮食习惯密切相关。本书在痛风的预后与养生调护章节，对痛风人群的饮食禁忌进行了详细的阐述。在疾病治疗上，本书则提供痛风急性发作时的常规处理指导，如降尿酸、消炎、冷敷止痛等，配以漫画插图。

　　本科普图书旨在通过漫画、文字叙述等多种方式结合的形式，以通俗易懂的语言和生动活泼的漫画阐明痛风的发生和发展、诊断治疗及预防调护等过程，提高普通民众对痛风的认识，为实现全民科普助力。

本书编委会

2022 年 5 月 10 日

目　录

第一章

痛风的真面目

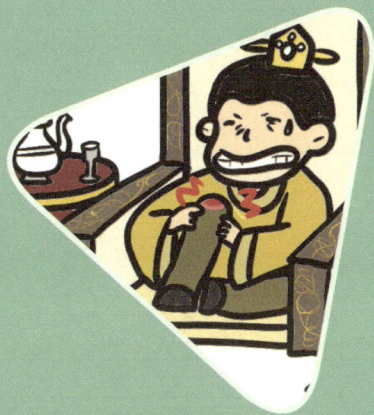

第一节 痛风的历史和流行病学

一、痛风的历史

早在公元前 5 世纪，希波克拉底就有关于痛风（gout）临床表现的记载。痛风一词源自拉丁文 guta（一滴），意指一滴有害液体造成关节伤害，痛来得像一阵风那么快，故名"痛风"。

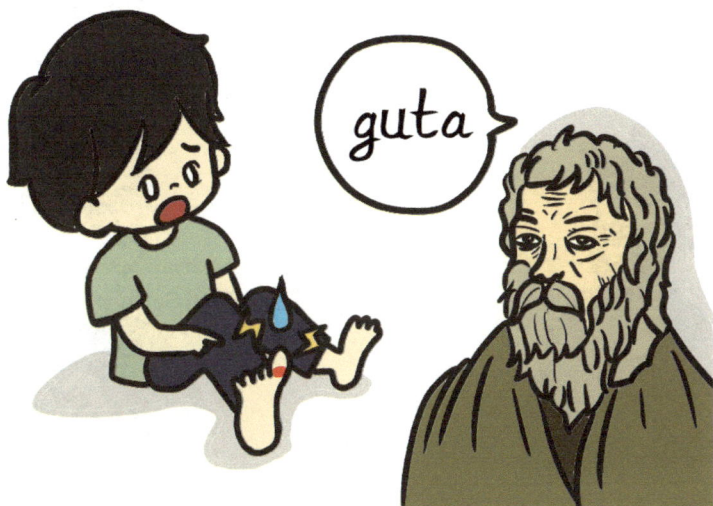

根据医学历史的发展，痛风可粗略分为两个时期。其一，由 Hippocrates 发扬光大的体液学说（humoral theory）时期，起源不可考；其二，由文艺复兴、科学革命引领的西方医学时期。根据考古学的发现，1910 年，Elliott Smith 及 Wood Jones 在北埃及发现了带有痛风石的木乃伊，可见在远古时代痛风就已经影响了人类的生活。

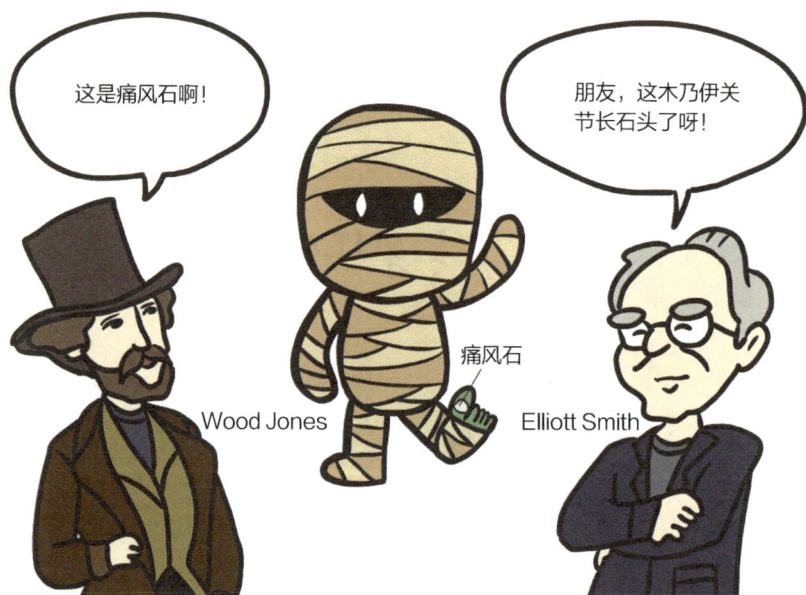

　　希波克拉底在其著作《希波克拉底文集》中，详细描述了关节病变的十八种典型表现，而其中五种表现与痛风相关。希波克拉底认为过度享受酒、肉会导致痛风的发生，此外季节也是一个危险因素。因此，他提出饮食控制为治疗方法之一，并认为大麦水有助于痛风的控制。在希波克拉底的年代，医学家认为疾病与四种体液有关，这四种体液为血液、黏液、黄胆汁、黑胆汁。若四种体液间平衡失调，将导致体液阻塞堆积于关节，引起关节肿痛、发炎。故当时的学者参照体液堆积的理论，制订出通便、催吐、利尿、放血等排出体液的方法来治疗疾病。

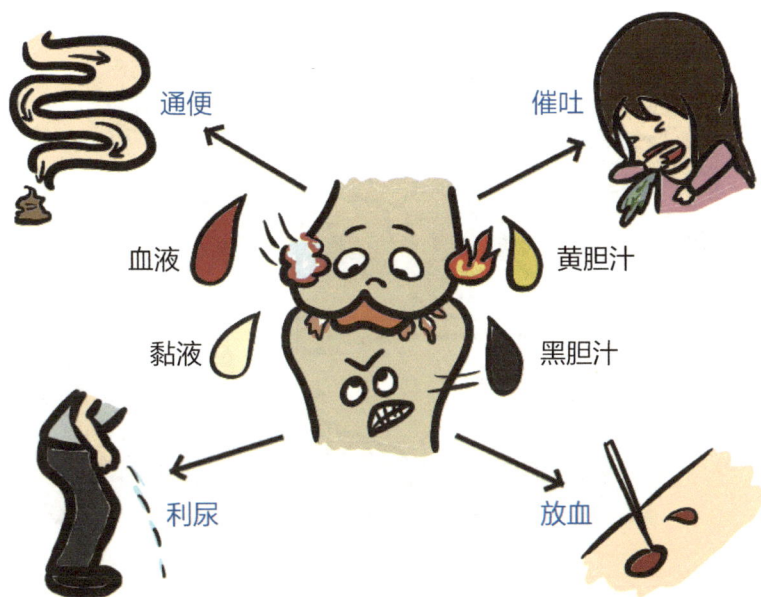

通便　　催吐

血液　　黄胆汁

黏液　　黑胆汁

利尿　　放血

此外，古希腊人观察到关节肿痛、发炎的情形，并根据不同的部位而命名，如 podagra 为影响足部、chiragra 为影响手部等。因为当时还无法明确区分痛风和其他关节炎的不同，索引这些名词单纯指的是关节受影响。古代痛风多好发于帝王将相，但随着生活水平的提高，痛风及高尿酸血症（hypemricemia，HUA）的患病率逐年增加，尿酸生成增加和（或）排泄减少均可导致 HUA 的发生。

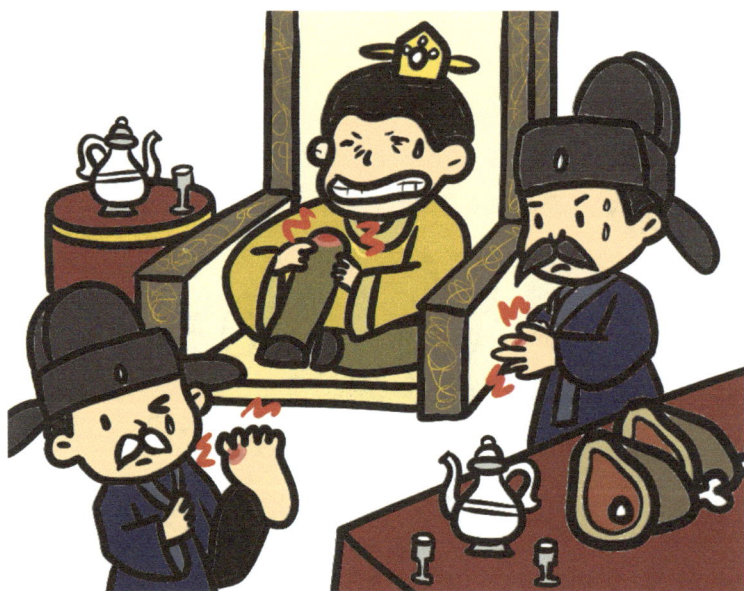

国际上 HUA 定义：正常嘌呤饮食状态下，非同日两次空腹血尿酸水平，男性＞ 420μmol/L，女性＞ 360μmol/L。当血尿酸水平超过关节单钠尿酸盐饱和度而析出沉积于外周关节及周围组织时，称为痛风。没有痛风发作的 HUA 称为无症状 HUA，因其没有明显的临床症状，尚未引起人们的足够重视。

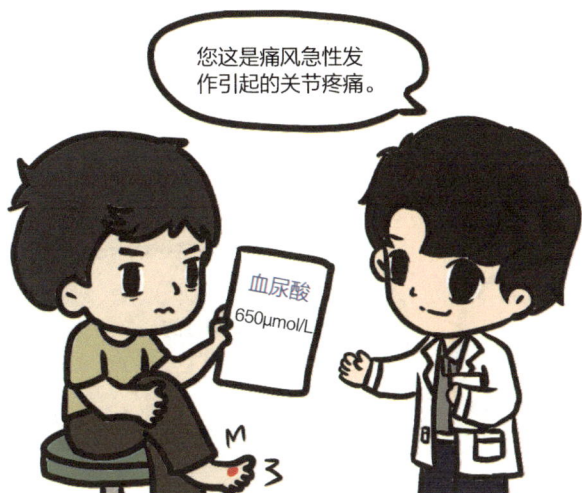

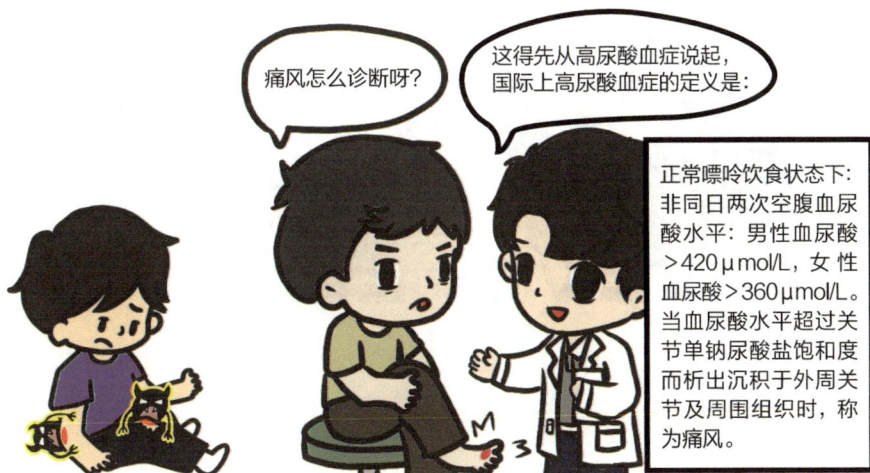

二、痛风的流行病学

痛风是一种临床常见病、多发病。美国的流行病学研究显示，在美国成年人中，发病率约为 4%。随着人们生活条件的改善，饮食方面也发生了变化，痛风的发病率呈逐年增高趋势，且男性比女性高出 2 ～ 6 倍。据报道，我国男性和女性的痛风发病率分别为 1.59% ～ 1.6%、

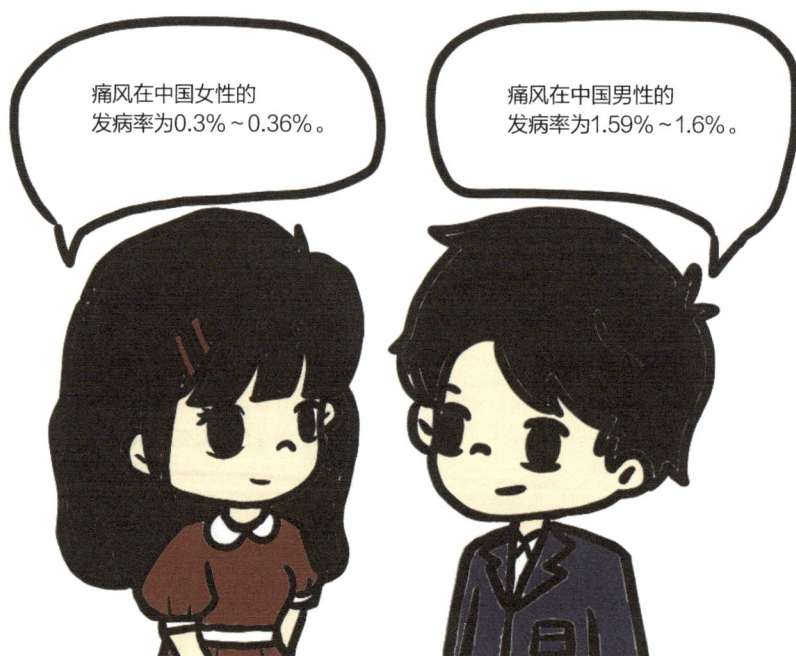

痛风在中国女性的发病率为0.3%～0.36%。

痛风在中国男性的发病率为1.59%～1.6%。

0.3%～0.36%。在西方发达国家，男性发病率为3%～6%，女性发病率为1%～2%。痛风的发病率往往随着年龄的增长而升高，但70岁以后逐渐变缓。男性30岁和女性55岁是痛风发病的危险年龄。另外，一些种族群体，如生活在新西兰的毛利人和太平洋岛民的发病率比其他族群多出两倍以上。

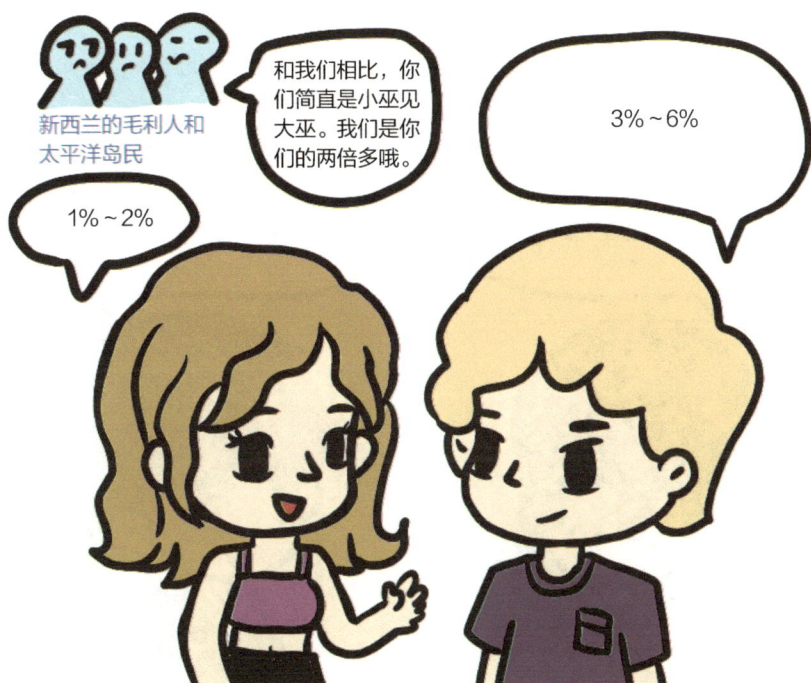

痛风往往伴随着高尿酸血症，我国目前尚缺乏全国范围的 HUA 流行病学研究资料。来自全国不同时间、地区的资料显示，近年来 HUA 患病率呈现总体上升趋势。近 10 年的流行病学研究显示，我国不同地区 HUA 患病率存在较大的差别，为 5.46%～19.30%，其中男性为 9.2%～26.2%，女性为 0.7%～10.5%。痛风的患病率各地报道 0.86%～2.20% 不等，其中男性为 1.42%～3.58%，女性为 0.28%～0.90%。HUA 及痛风的患病率随年龄增长而升高，男性高于女性，城市高于农村，沿海高于内陆。

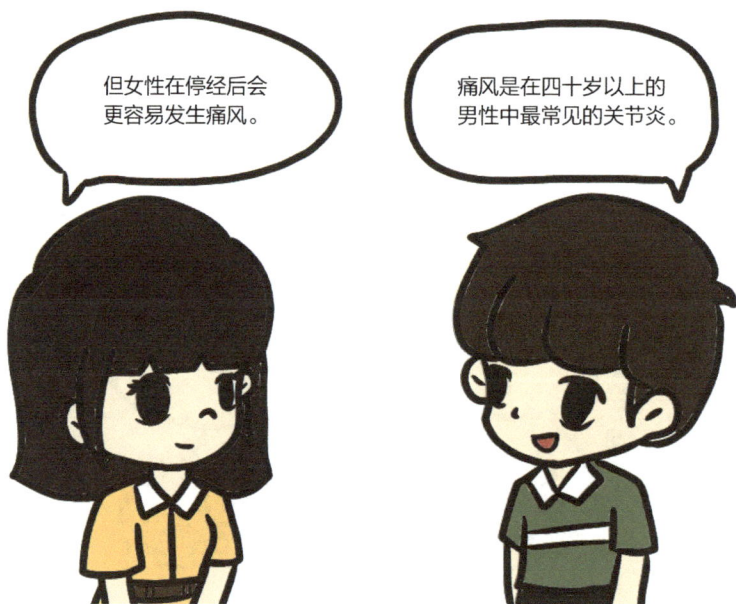

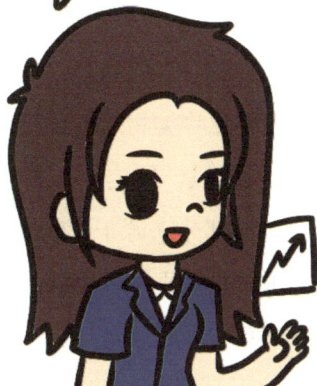

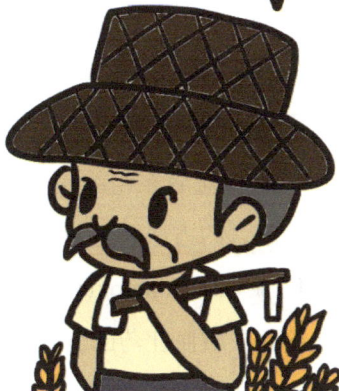

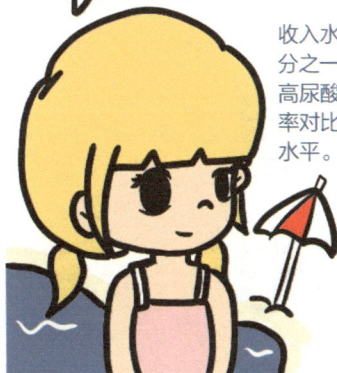

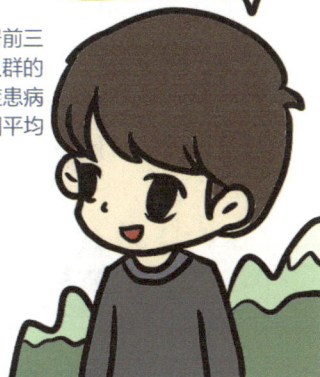

收入水平居前三分之一的人群的高尿酸血症患病率对比全国平均水平。

第二节 痛风的诱因和发作机制

人体内缺乏分解尿酸的酶，所以尿酸成为嘌呤类物质的最终代谢产物，并形成尿酸盐后在组织中过度沉积造成痛风。体内的尿酸主要来自核苷酸分解，约占尿酸总量的80%，同时一部分来源于食物（20%）。黄嘌呤氧化酶（xanthine oxidase，XOD）在尿酸生成过程中是一种关键酶，也是抗高尿酸血症药的良好靶点，对尿酸的形成有直接影响。人体内的尿酸主要以钠盐形式存在，后者经过体循环后在关节腔、软组织、软骨及肾脏等中沉积，形成尿酸钠结晶，而尿酸盐结晶可以通过激活吞噬细胞、炎性体、TOLL样受体介导痛风性炎症反应。研究发现，嘌呤受体、尿酸盐受体以及细胞膜通道参与痛风的发生。

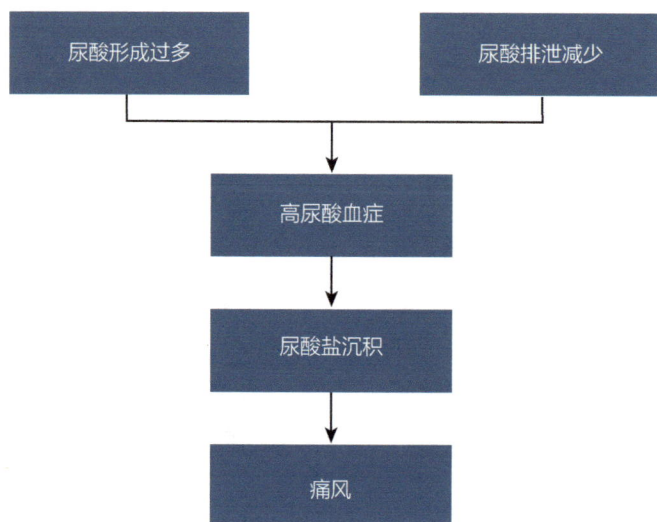

```
┌──────────────┐        ┌──────────────┐
│  尿酸形成过多  │        │  尿酸排泄减少  │
└──────────────┘        └──────────────┘
        │                       │
        └───────────┬───────────┘
                    ▼
            ┌──────────────┐
            │   高尿酸血症   │
            └──────────────┘
                    │
                    ▼
            ┌──────────────┐
            │   尿酸盐沉积   │
            └──────────────┘
                    │
                    ▼
            ┌──────────────┐
            │     痛风      │
            └──────────────┘
```

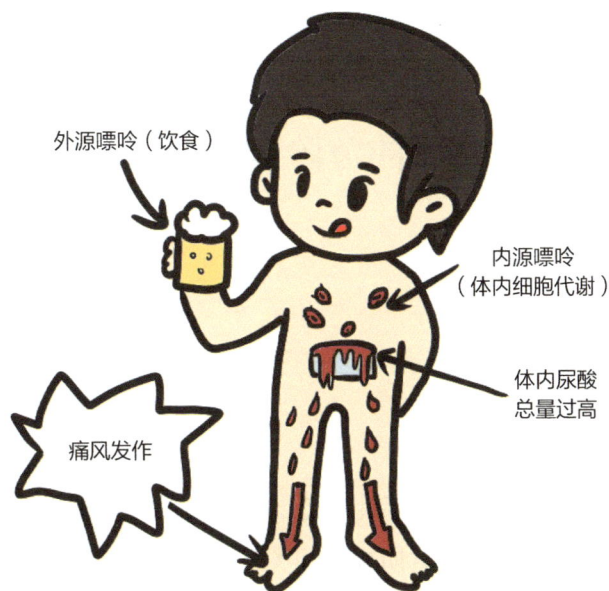

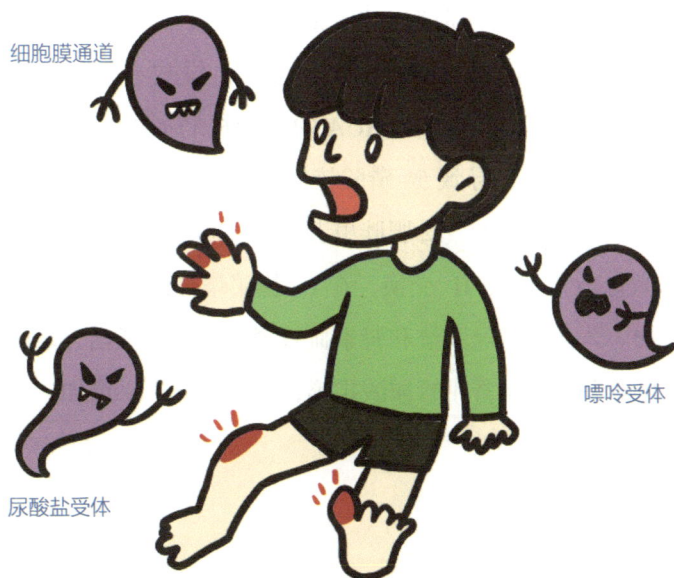

第三节　痛风的危险因素与高危一族

一、肥胖

肥胖与 HUA/ 痛风的关系由来已久。1951 年 Gertler 等发现血尿酸水平升高与体重及身高有明确的相关性。从美国 1988 ～ 1994 年和 2007 ～ 2010 年两个 NHANES（全国健康与营养检查调查）数据来看，体重指数与 HUA 和痛风均呈线性正相关。荟萃分析显示：相对于体重指数为 $20kg/m^2$ 的患者，体重指数为 $25kg/m^2$、$30kg/m^2$、$35kg/m^2$ 的患者发生痛风的相对风险分别为 1.78、2.67、3.62，即体重指数增加，痛风发作风险增加。有效减重可使 HUA 患者血尿酸水平下降。肥胖是 HUA 的独立危险因素，其导致 HUA 的可能机制如下：①内脏脂肪堆积，游离脂肪酸增加，导致 5- 磷酸核糖向磷酸核糖焦磷酸进行的从头合成亢进，尿酸合成增加。②肥胖患者常合并胰岛素抵抗，高水平的胰岛素可刺激肾小管 Na^+、H^+ 交换，在 H^+ 排泄增加的同时，肾小管尿酸重吸收增加。③交感神经系统和肾素血管紧张素系统激活，乳酸产生增加，乳酸可竞争性抑制肾小管尿酸排泄，使血尿酸水平增加。

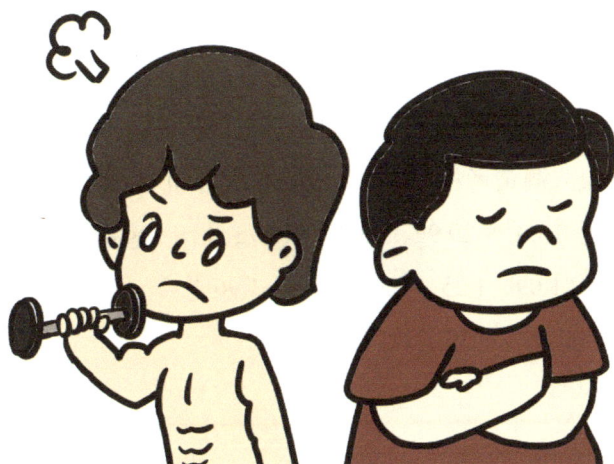

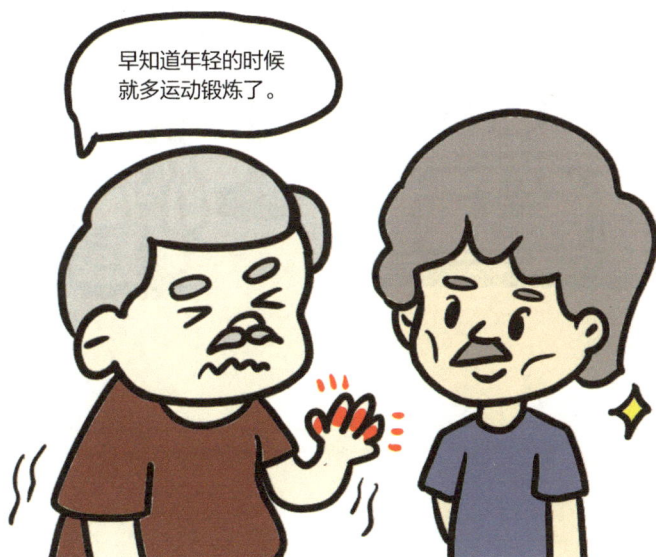

二、饮酒

过量的酒精摄入是痛风发作的独立危险因素。美国保健随访研究发现，与不摄入酒精者相比，每日摄入酒精量 0.1 ~ 4.9g、5.0 ~ 9.9g、10.0 ~ 14.9g、15.0 ~ 29.9g、30.0 ~ 49.9g 及 > 50g 者发生痛风的相对危险性分别为 1.09、1.25、1.32、1.49、1.96 及 2.53。啤酒中含有大量嘌呤成分，因此诱发痛风的风险最高。

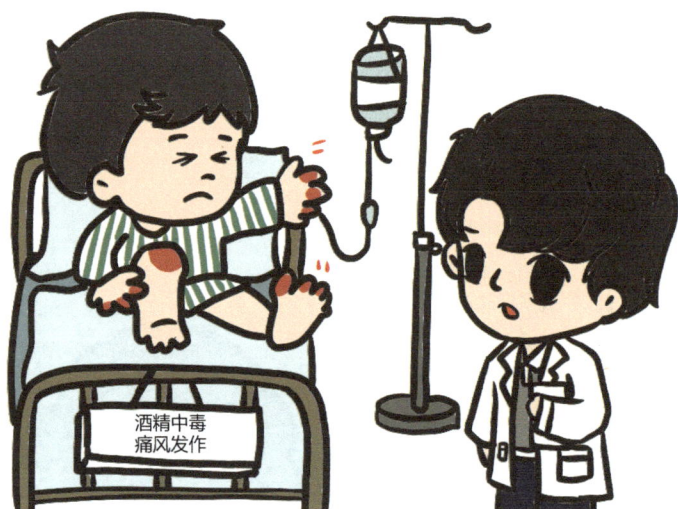

饮酒促进血尿酸水平升高的可能原因

（1）乙醇刺激人体合成乳酸，乳酸竞争性抑制肾小管尿酸排泌。
（2）乙醇可通过增加ATP降解为单磷酸腺苷，从而促进尿酸生成。
（3）有些酒类，特别是发酵型饮品如啤酒，在其发酵过程中产生大量嘌呤，长期饮用可促进HUA甚至痛风的发生。
（4）饮酒的同时常伴随高嘌呤食物的摄入，更增加HUA和痛风的发生风险。
（5）长期大量饮酒导致的慢性酒精相关性肝脏疾病与胰岛素水平升高有关，可抑制胰岛素信号通路，增加胰岛素抵抗风险，使尿酸重吸收增加，血尿酸水平升高。

三、高血压

高血压患者的血尿酸水平与 HUA 的患病率均显著高于非高血压者。初诊高血压患者和血压正常的健康体检者的对比研究发现，高血压患者血尿酸水平显著高于血压正常者，且高血压组 HUA 患病率达 56% 以上，显著高于血压正常组（2.5%）。高血压是痛风发作的独立危险因素。有研究者对美国居民进行长达 9 年的随访，发现患有高血压的参与者发生痛风的风险（4.6%）显著高于非高血压者（1.5%）。其可能机制为高血压导致微血管病变，组织缺氧，血乳酸水平升高，抑制尿酸盐在肾小管分泌，引起尿酸潴留导致 HUA；另外，不少高血压患者长期应用利尿剂，袢利尿剂和噻嗪类利尿剂等均可促进血尿酸水平增加。

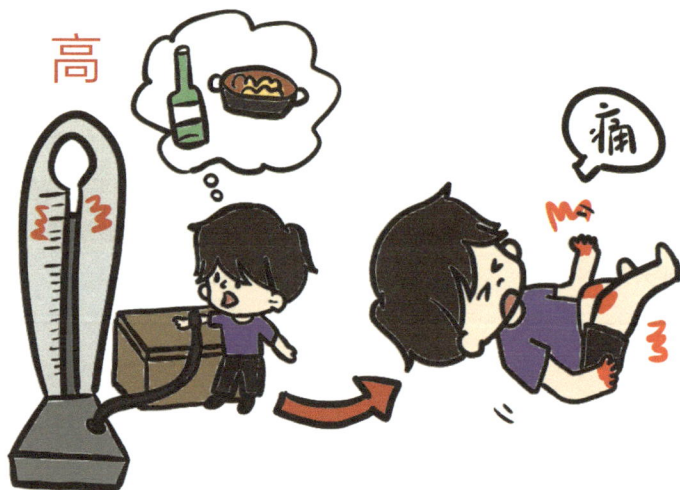

四、高血糖

高血糖是 HUA 的危险因素。糖尿病患者嘌呤分解代谢增强，尿酸生成增加，血尿酸水平升高，而 HUA 可加重肾脏损伤，使肾脏尿酸排泄减少，进一步加重 HUA 的发生、发展。但血糖与血尿酸水平的变化并非线性相关。研究发现，空腹血糖在 7～9mmol/L 时，随着空腹血糖升高，血尿酸水平逐渐升高；当空腹血糖＞10mmol/L 时，随着空腹血糖的升高，血尿酸水平反而下降。另一研究提示，HbAlc（糖化血红蛋白）为 6%～6.9% 时，随着 HbAlc 的升高，血尿酸水平升高；当 HbAlc＞7.0% 时，随着 HbAlc 的升高，血尿酸水平却降低。糖尿病对痛风发作的影响也有类似的结果。健康改善网络数据库显示，与非糖尿病患者相比，糖尿病患者痛风发作的风险降低了 33%，且随着糖尿病病程的延长，痛风发作的相对危险度降低，这种现象在 1 型糖尿病患者中更为明显。分析原因，这种相反的变化可能与中至重度高血糖导致糖尿，而由此引起的渗透性利尿、血尿酸重吸收减少有关。另外，与非糖尿病患者相比，糖尿病前期者血尿酸水平升高。除了高血糖的作用外，糖尿病前期者胰岛素抵抗明显。研究显示，胰岛素抵抗时，血尿酸水平升高，与空腹 C 肽、空腹胰岛素水平呈正相关。高水平的胰岛素可刺激肾小管 Na^+–H^+ 交换，在 H^+ 排泌增加的同时，肾小管尿酸重吸收增加。另外，这也可能与高胰岛素激活肾脏尿酸转运体、促进尿酸重吸收有关。

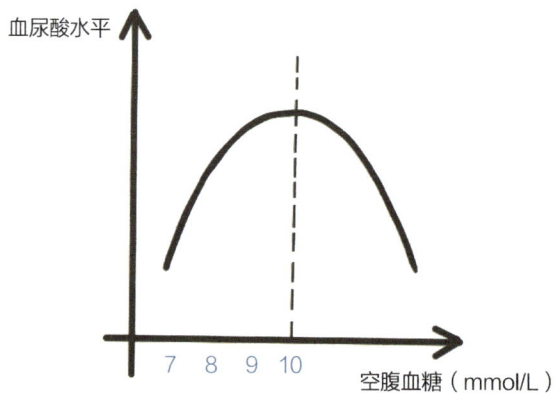

血尿酸水平

7 8 9 10

空腹血糖（mmol/L）

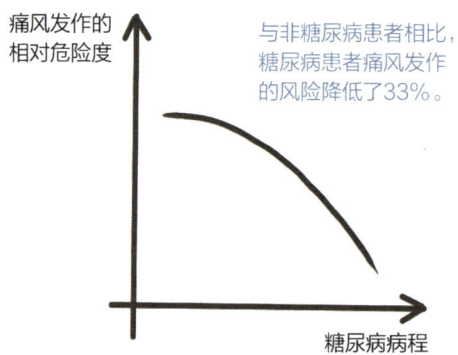

痛风发作的
相对危险度

与非糖尿病患者相比，
糖尿病患者痛风发作
的风险降低了33%。

糖尿病病程

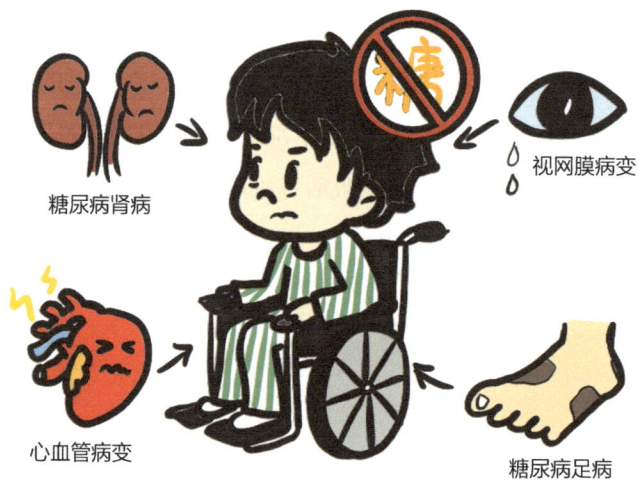

糖尿病肾病

视网膜病变

心血管病变

糖尿病足病

五、脂代谢紊乱

与胰岛素抵抗相关的脂代谢紊乱以极低密度脂蛋白、甘油三酯的升高和高密度脂蛋白胆固醇的下降为特征。早在 1975 年，Bansal 就证实了血尿酸水平与脂代谢紊乱相关。血清低密度脂蛋白胆固醇、甘油三酯升高是 HUA 的危险因素之一。（甘油三酯升高 0.6mmol/L，总胆固醇升高 0.05mmol/L，血尿酸水平升高 60μmol/L。）高甘油三酯血症在男性（尿酸 < 420μmol/L），甚至可以确认为痛风诱因。在甘油三酯的合成过程中，肝脏内游离脂肪酸合成增加，这与嘌呤的重新合成相关，从而加速尿酸的产生。

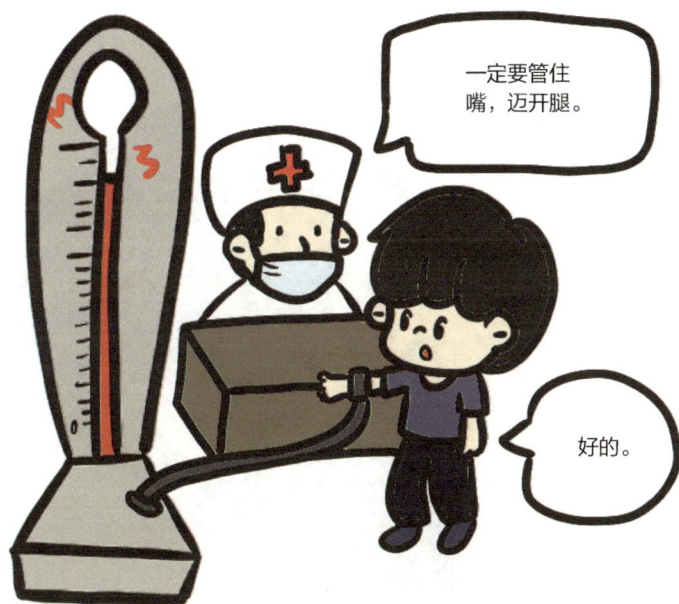

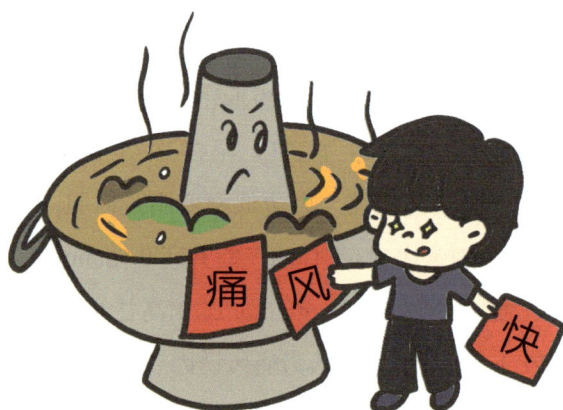

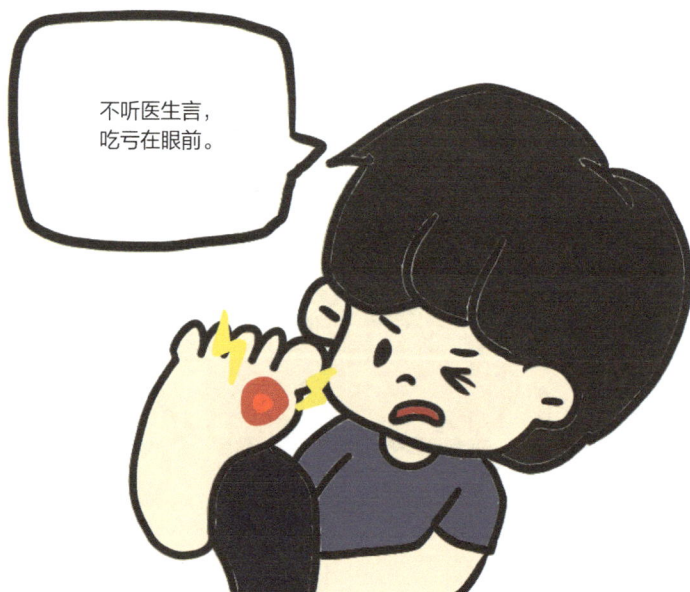

六、其他

富含嘌呤的食物（如肉类、海鲜）可增加 HUA/ 痛风的发生风险；果糖是唯一可升高血尿酸水平的碳水化合物，可促进尿酸合成，抑制尿酸排泄，故含果糖饮料等的大量摄入可使血尿酸水平升高。慢性肾脏病患者 HUA/ 痛风患病率增高，且 HUA 加速肾功能不全的进展。2 型糖尿病、代谢综合征及冠心病患者血尿酸水平与血清肌酐呈正相关，与估算的肾小球滤过率呈负相关。美国居民动脉粥样硬化风险研究数据显示，肾小球滤过率下降（< 60mL/min）的患者痛风发生风险是肾小球滤过率正常（> 90mL/min）患者的两倍。多种药物与 HUA 密切相关。袢利尿剂、噻嗪类利尿剂发生痛风的相对危险度分别为 2.64 和 1.70。小剂量阿司匹林（5 ～ 150mg/d）、环孢素、他克莫司和吡嗪酰胺等可促进血尿酸升高，增加痛风的发生风险。

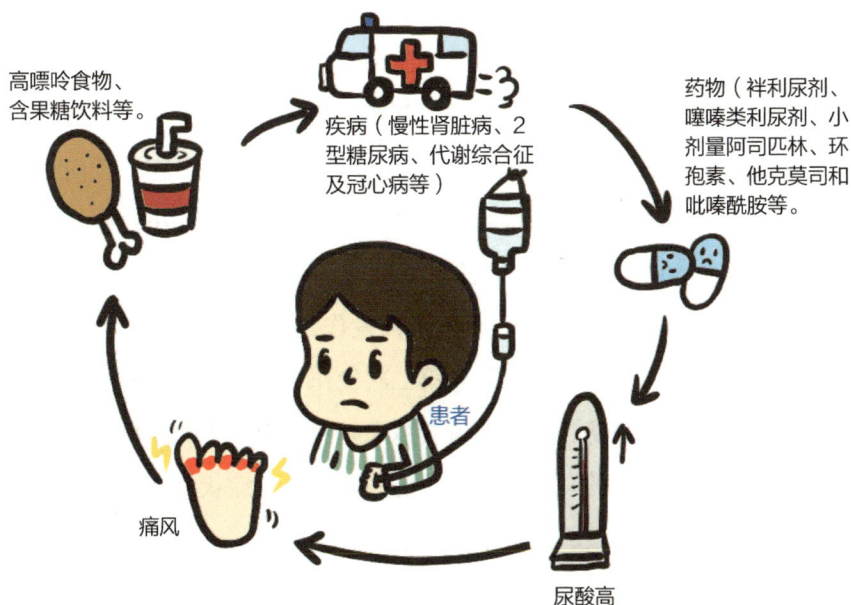

高嘌呤食物、含果糖饮料等。

疾病（慢性肾脏病、2 型糖尿病、代谢综合征及冠心病等）

药物（袢利尿剂、噻嗪类利尿剂、小剂量阿司匹林、环孢素、他克莫司和吡嗪酰胺等。

患者

痛风

尿酸高

第四节　急性痛风性关节炎

一、概述

原发性痛风以中年人多见，40～50岁为发病高峰期，患病率随年龄增长有逐渐增高趋势。临床以男性患者多见，女性约占5%，且多为绝经期后妇女。急性痛风性关节炎是最典型临床表现，大多数发生在下肢关节，其中又以第一跖趾关节最为常见，全身其他各个关节均可受累。从痛风发生发展的自然病程来看，我们可以把它分为急性期、间歇期、慢性期以及痛风性肾病期。急性痛风性单关节炎常是痛风急性发作的首发症状。急性痛风性关节炎是尿酸钠盐在关节及其关节周围组织以结晶形式沉积引起的急性炎症反应，其典型临床表现为急性发作的剧烈的趾的红、肿、热、痛，也见于踝、膝、跖趾关节。患者在无任何先兆的夜晚或凌晨因关节剧痛而惊醒，痛如刀割，在24～48小时疼痛就会达到最高峰，60%～70%的患者首发于第一跖趾关节，首次发作的关节炎多于7～10日自行缓解。两次痛风发作之间称为无症状性间歇期，其长短差异很大，从第一次发作到第二次发作一般要间隔1～2年，如不进行有效治疗和预防，间歇期就会越来越短，而发作的次数就会越来越多，甚至形成大量的"石灰石"样的痛风结节，症状越来越重，而且持续时间越来越长，最后经久不愈，进入慢性期。

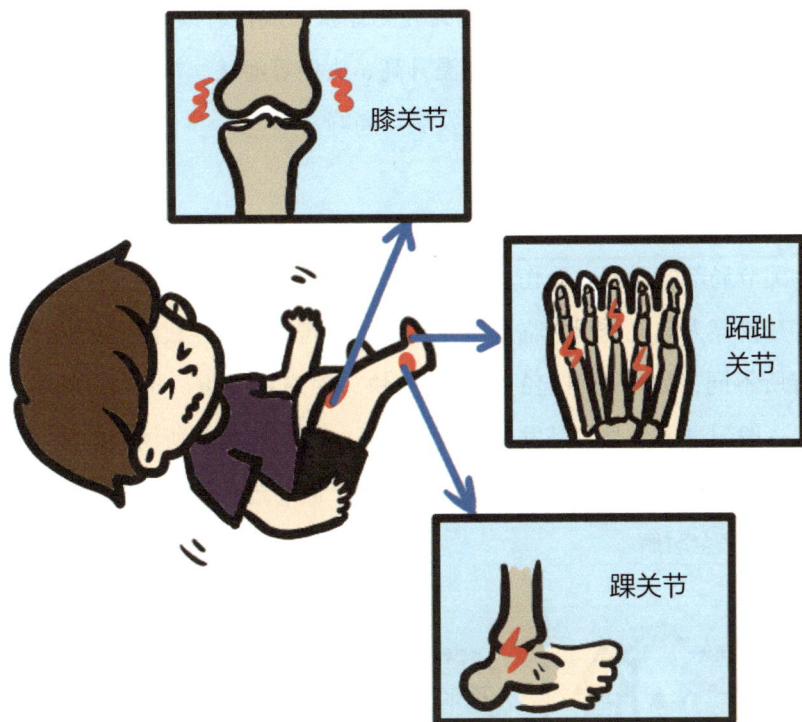

膝关节

跖趾关节

踝关节

二、临床表现及特点

1. 起病

起病急骤，多数患者发病前无先兆症状，或仅有疲乏、全身不适、关节刺痛等。部分患者可伴有体温升高、头痛等症状。常于夜间或清晨突然发病，症状一般在数小时内发展至高峰。

2. 诱因

关节局部的受累、受伤、受寒、暴饮暴食、应激、情绪压抑及服用某些药物等为常见诱因。临床研究发现，不同诱因所导致的痛风临床特点有所不同，如扭伤引起的痛风发生快、疼痛程度重、疼痛持续时间长，一般超过半个月，易发展为慢性痛风。暴饮、暴食所诱发的痛风一般发生在饮食后 4 ～ 6 小时，病情进展快，但经过有效治疗，病情多在 1 ～ 2 周完全缓解。

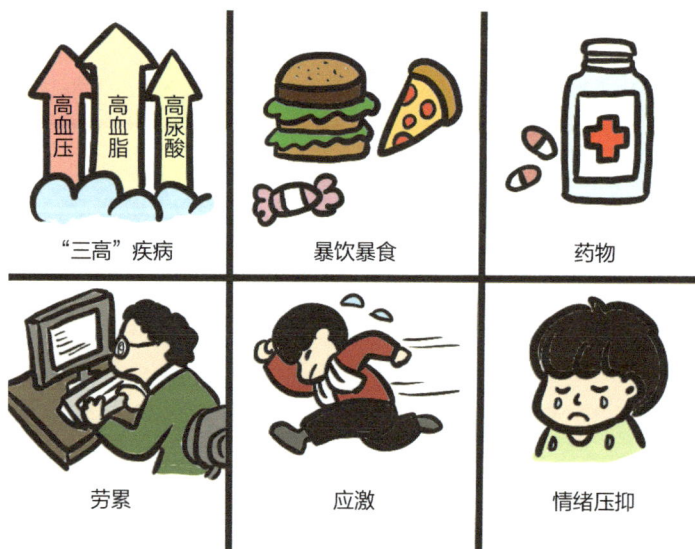

| "三高"疾病 | 暴饮暴食 | 药物 |
| 劳累 | 应激 | 情绪压抑 |

3. 关节疼痛

关节疼痛是急性痛风性关节炎的主要临床表现。受累关节及周围软组织呈暗红色，明显肿胀，局部发热，疼痛剧烈难忍，常有关节活动受限。初次发病时绝大多数仅侵犯单个关节，其中以第一跖趾关节和趾间关节最为常见，偶可同时发生多关节炎。也有报道称膝关节和距小腿关节是第一次发病时的两个最常受累的关节。在反复发作的过程中，距小腿关节、膝关节和第一跖趾关节是三个最常受累的关节。根据发作的频率，其他容易受累的关节依次为足、踝、足跟、膝、腕和肘关节。大关节受累时可伴有关节腔积液、低热及高热，症状反复发作可累及多个关节。从性别来看，男性痛风症状更典型，跖趾关节受累常见，女性痛风症状不典型，以距小腿关节和手部关节受累常见。

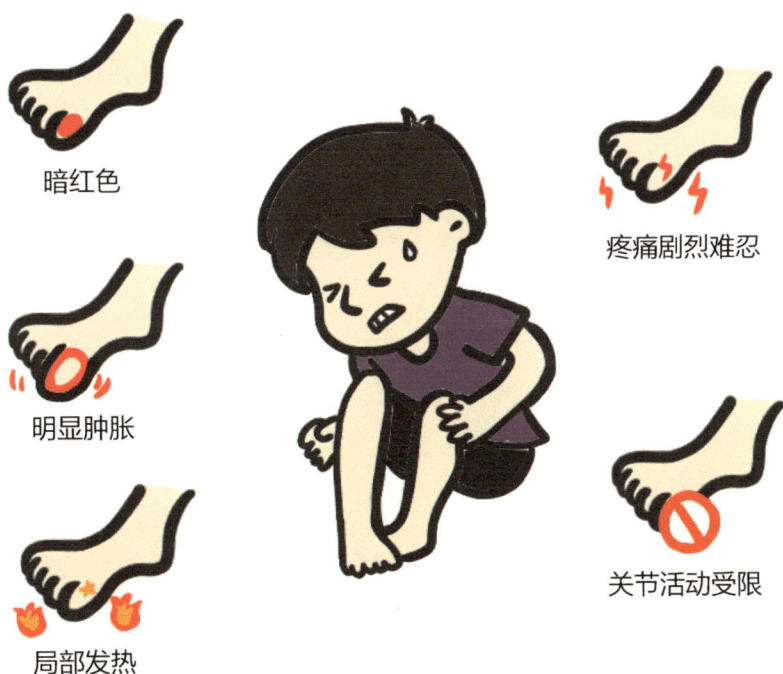

暗红色

疼痛剧烈难忍

明显肿胀

关节活动受限

局部发热

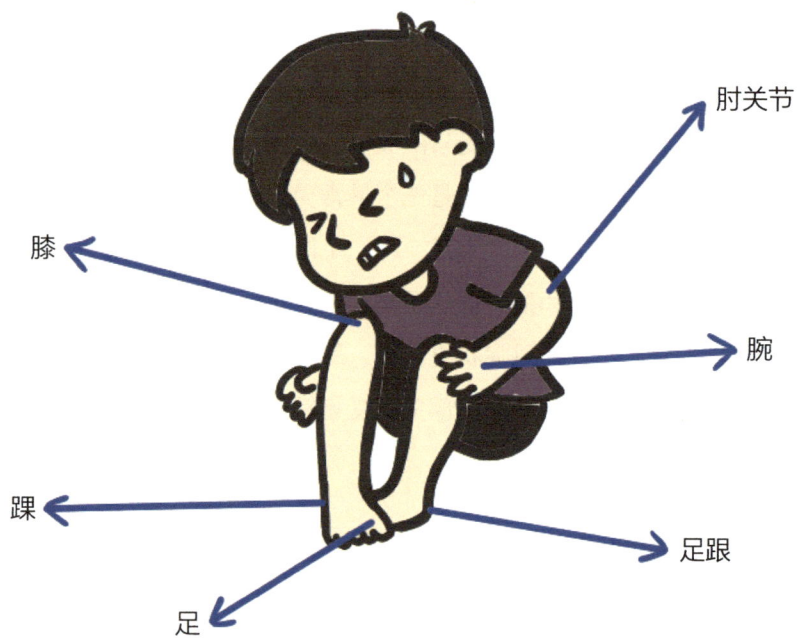

肘关节

膝

腕

踝

足跟

足

4.持续时间

急性痛风性关节炎的发作多具自限性。轻微发作一般经过数小时至数日即可缓解,症状严重者可持续 7 ～ 14 日或更久。通常情况下,急性痛风性关节炎发作缓解后,患者症状全部消失,关节活动完全恢复正常。少数患者局部皮肤可遗留有不同程度的色素沉着,可出现瘙痒和脱屑。

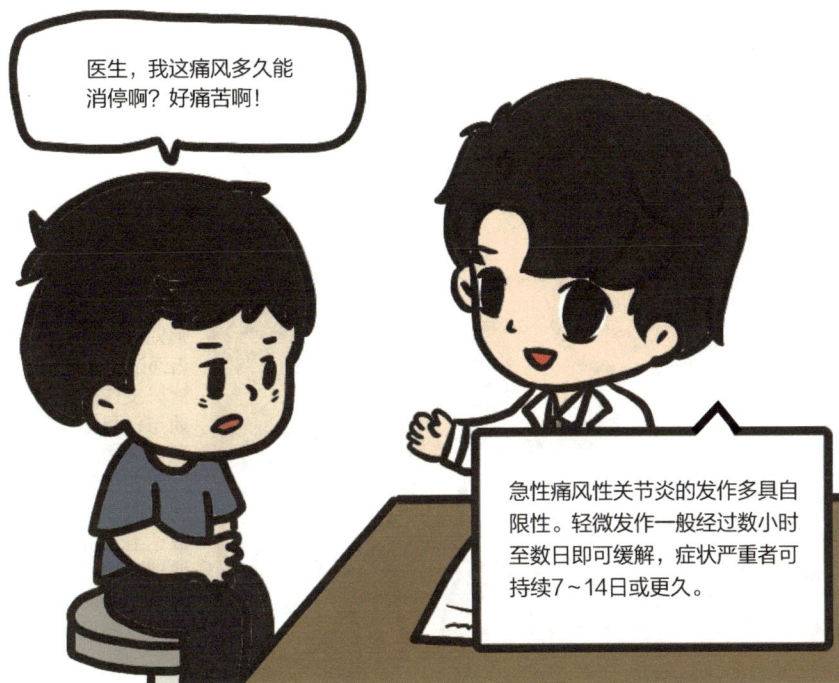

医生,我这痛风多久能消停啊?好痛苦啊!

急性痛风性关节炎的发作多具自限性。轻微发作一般经过数小时至数日即可缓解,症状严重者可持续7～14日或更久。

5. 发作周期

急性痛风性关节炎以春季较为多见，秋季发病者相对较少。有学者对痛风发作的周期性波动与相应的月周期的关系进行观察发现，痛风发作的高峰期与日月潮汐的高峰期相一致，月周期中新月和满月时发作的人数达到高峰。受地理环境和饮食习惯的影响，不同地域痛风发作周期不同，如青岛地区，每年的 8～9 月为急性痛风性关节炎高发期，因恰逢青岛国际啤酒节期间，人们饮用大量啤酒加食用海鲜促使了痛风的发作。

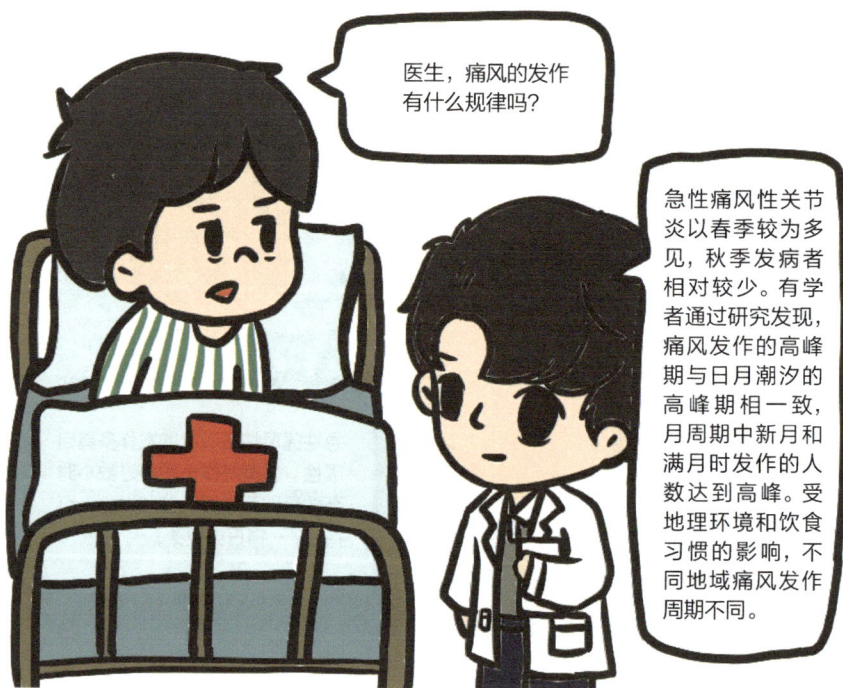

医生，痛风的发作有什么规律吗？

急性痛风性关节炎以春季较为多见，秋季发病者相对较少。有学者通过研究发现，痛风发作的高峰期与日月潮汐的高峰期相一致，月周期中新月和满月时发作的人数达到高峰。受地理环境和饮食习惯的影响，不同地域痛风发作周期不同。

6. 全身表现

急性痛风性关节炎可伴有体温升高、头痛等症状。值得注意的是，即使不合并感染也可出现发热，因此须与感染性关节炎相鉴别。

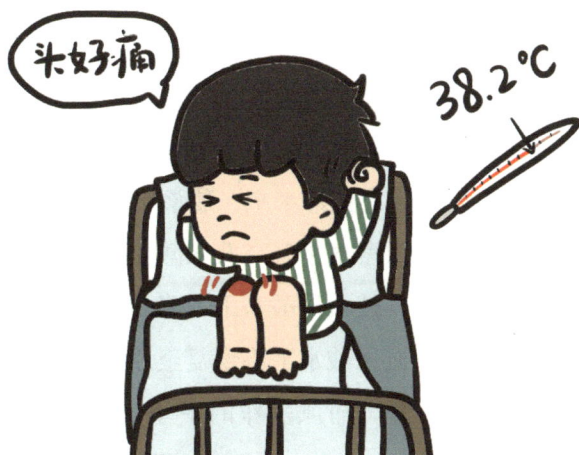

发作间隔	比率
1年内不发作	62%
1~2年不发作	16%
2~5年不发作	11%
5~10年不发作	6%
10年内不发作	7%

7. 痛风性关节炎发作间隔时间

痛风发作后，约 62% 的患者 1 年内不发作，但 1 ～ 2 年不发作的患者仅占 16%，2～5 年不发作者为 11%，5～10 年不发作者为 6%，10 年内不发作者为 7%。也就是说多数患者于 2 年内症状复发，其后每年发作数次或数年发作一次。少数患者可终身仅有一次单关节炎发作，其后不再复发。

8. 血尿酸与急性痛风性关节炎

高尿酸血症是引起痛风性关节炎的直接原因，但痛风急性发作时，约 1/3 的患者血尿酸可在正常水平，使诊断产生疑惑。这是因为痛风急性发作时，糖皮质激素水平升高及尿酸盐诱导产生的炎性因子均促进肾尿酸的大量排泄，使血尿酸水平下降 60～100μmol/L。应激状态解除及炎症消退后，血尿酸水平将恢复至原来水平。有关资料显示，血尿酸 > 420μmol/L 时，痛风发作的平均年龄为 55 岁，血尿酸 ≥ 540μmol/L 时发作的平均年龄为 39 岁，血尿酸 < 300μmol/L 的患者痛风复发率不到 10%，而血尿酸 > 540μmol/L 的患者复发率将近 80%，是 < 300μmol/L 患者的 8 倍。

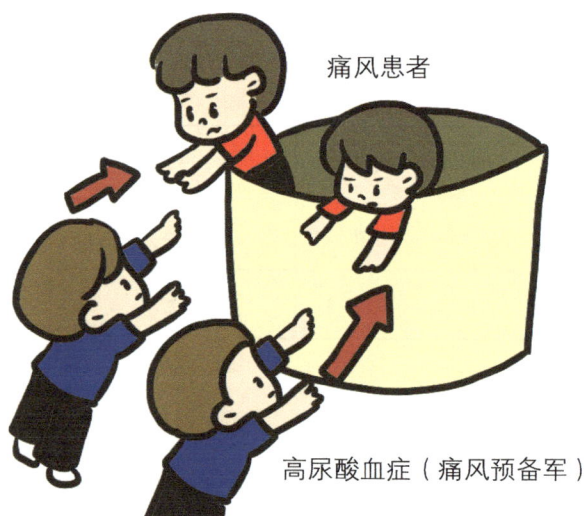

痛风患者

高尿酸血症（痛风预备军）

第二章

痛风的帮凶

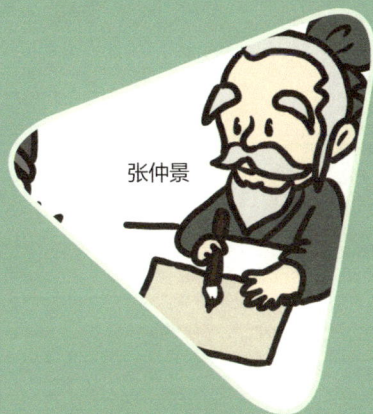
张仲景

第一节 痛风的帮凶——痛风相关疾病

　　近些年，随着经济的发展，物质生活的改善，生活节奏的加快，现代人越来越不注意培养良好的生活习惯，昔日的"富贵病"也来到寻常百姓家。痛风作为生活习惯病的一种，在现代都市中已越来越常见，并且，痛风患者还呈现出年轻化趋势。而痛风的"帮凶"们，糖尿病、高血压、高血脂和肥胖症，先后出现在同一个患者身上的现象也越来越多见。这是因为痛风的这些"帮凶"们正是与不良的生活习惯形影相随的。

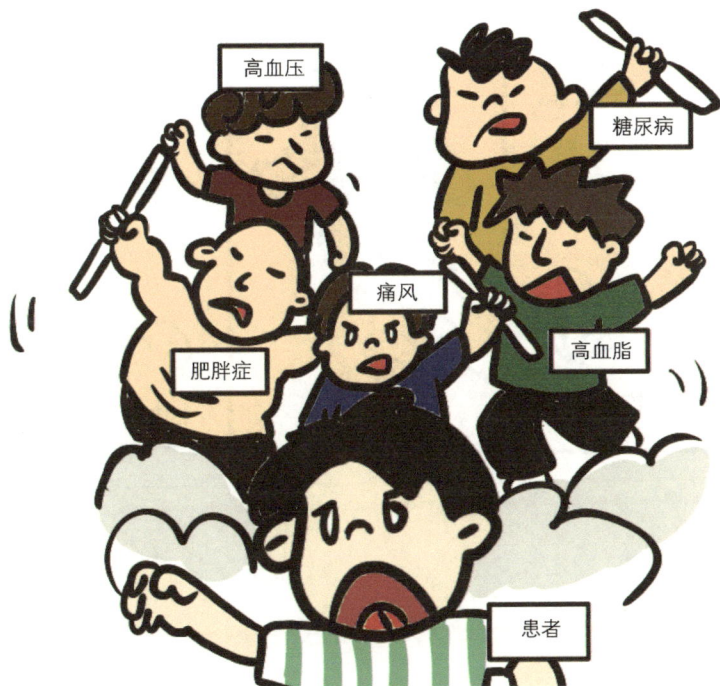

　　"生活习惯病"的名称是 1996 年由日本人提出的，也可称为生活方式病，旨在告诫人们养成良好的生活习惯，避免许多代谢性疾病的发生。不良生活习惯包括熬夜、酗酒、吸烟、久坐、缺乏运动、饮食不规律，而这些生活习惯所造成的相关疾病和各种亚健康状态，如肥胖、糖尿病、高血压、动脉硬化、炎症、头痛、抑郁、皮肤干燥等，被称为生活习惯病。据调查，中国每 5 个成年人中有 1 个患有生活习惯病。

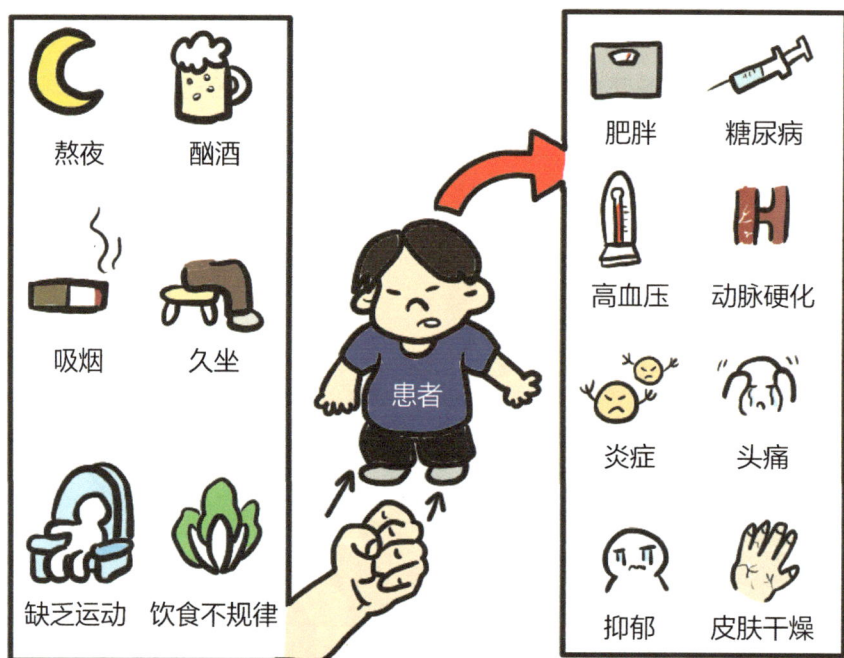

熬夜　　酗酒

吸烟　　久坐

缺乏运动　　饮食不规律

患者

肥胖　　糖尿病

高血压　　动脉硬化

炎症　　头痛

抑郁　　皮肤干燥

　　痛风作为一种全身性代谢性疾病，与全身的糖代谢、脂肪代谢、蛋白质代谢这三大营养物质的代谢过程密不可分，因此对于痛风病的认识和处理，不能只盯着尿酸值，只盯着痛风，必须全面地管理和防治其他的代谢疾病，它们作为痛风的"帮凶"，就像是破坏安定平稳的各路叛军，与痛风病相互勾结，狼狈为奸，一同加重机体的代谢紊乱状态，破坏身体多处的靶向器官。因此，要管理和治疗好痛风，应该全面出击，系统调整好身体的代谢平衡。

　　下面就让我们一起来指认一下痛风的那些"帮凶"们，把这些相关的代谢疾病一网打尽吧！

第二节　甜蜜烦恼——高血糖

一、什么叫血糖值

我们每时每刻都在进行体力和脑力活动以及各种新陈代谢活动，进行这些生命活动需要有充足的能量支持，就像汽车发动机需要燃料，葡萄糖就是重要的燃料之一，是人体活动不可缺少的能量来源，因此，每时每刻都有一定量的葡萄糖通过心血管系统在我们体内流动。血液中流动的葡萄糖简称为血糖。我们把血液中的葡萄糖浓度叫作血糖值，健康人能够把血糖浓度稳定控制在一定的水平，正常人空腹时血糖在3.9 ~ 6.1mmol/L，进餐后血糖不会超过 7.8mmol/L。

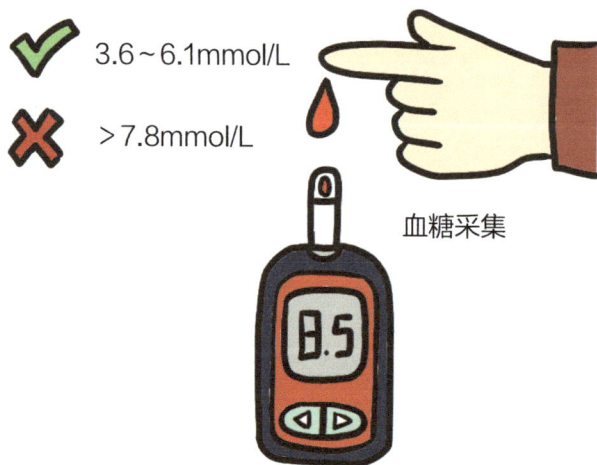

3.6~6.1mmol/L

\>7.8mmol/L

血糖采集

二、什么叫糖尿病

糖尿病是一个古老的疾病。公元前 400 年，我国最早的医书《黄帝内经》中就记载过"消渴证"这一病名。汉代名医张仲景《金匮要略》的"消渴小便不利淋病脉证并治"对"三多"症状亦有记载。唐代初年，我国著名医家甄立言首先指出，消渴证患者的小便是甜的。

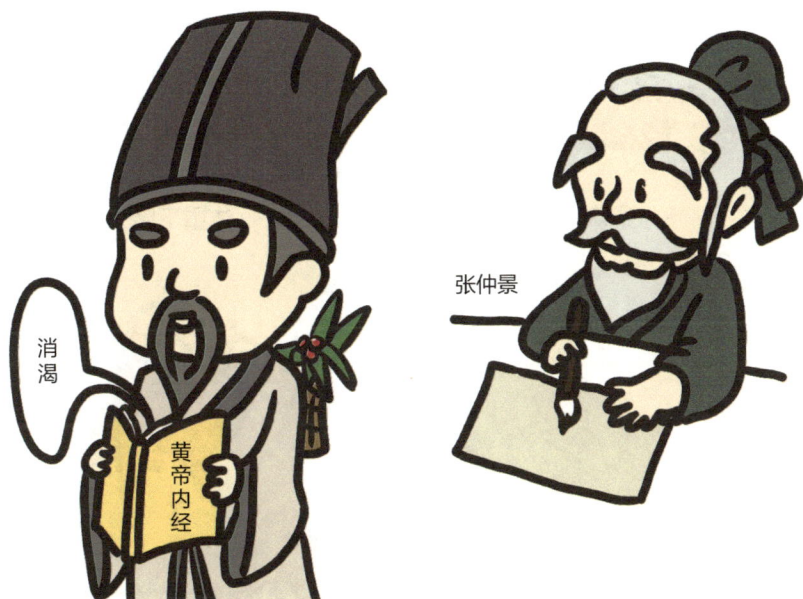

消渴

黄帝内经

张仲景

世界卫生组织将糖尿病定义为：一种由多种病因导致的、以慢性高血糖为特征，并伴有胰岛素分泌不足、胰岛素作用缺陷或二者同时存在而导致的碳水化合物、脂肪和蛋白质代谢紊乱的代谢性疾病。

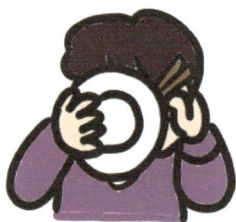

多食

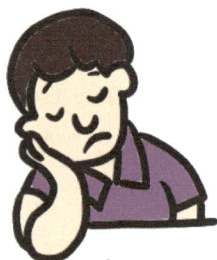

多尿

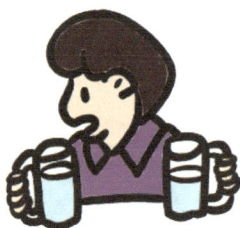

多饮

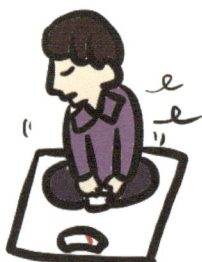

体重下降

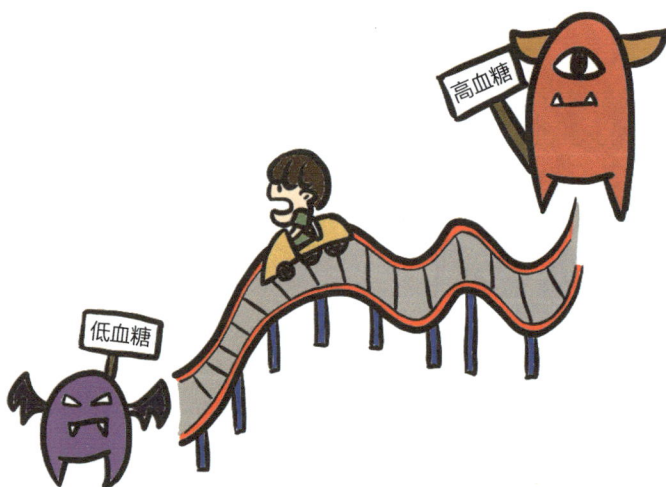

三、人体是如何控制血糖的

血糖值之所以能在一定范围内维持稳定，全归功于我们体内的几种激素。

当我们饿肚子时，或者是刚刚进行了剧烈运动，作为能量来源的血糖便会缺乏，身体要想进一步的活动就要提高血糖值。这时，肾上腺素和胰高血糖素这两种激素就会刺激身体产生葡萄糖，血糖值就会升高。

饱餐后，随着营养物质的吸收，血糖值也会随之升高，但这些吸收的葡萄糖不会都作为能量被马上消耗掉，盈余的部分将会以糖原的形式储存在肝脏和肌肉细胞中，如果还有盈余，就会转化成中性脂肪，储存在脂肪细胞中。我们称这个过程为葡萄糖代谢。活跃在这个代谢中的激素就是胰岛素，在它的帮助下，我们能把盈余的葡萄糖储存起来，同时使血糖值调节到正常范围。

胰岛素是人体内唯一能使血糖下降的激素，胰岛素的作用不足是导致糖尿病的原因。

如果我们体内使血糖升高的激素和使血糖下降的激素能够齐心协力、尽职尽责地工作，就可以把血糖值维持在一定范围内。但如果胰岛素分泌不足，或者胰岛素的"工作能力"不强（在医学上我们称之为胰岛素抵抗或胰岛素敏感性下降），血糖值就会上升。身体若是长期处于这样的状态，便是得了糖尿病。

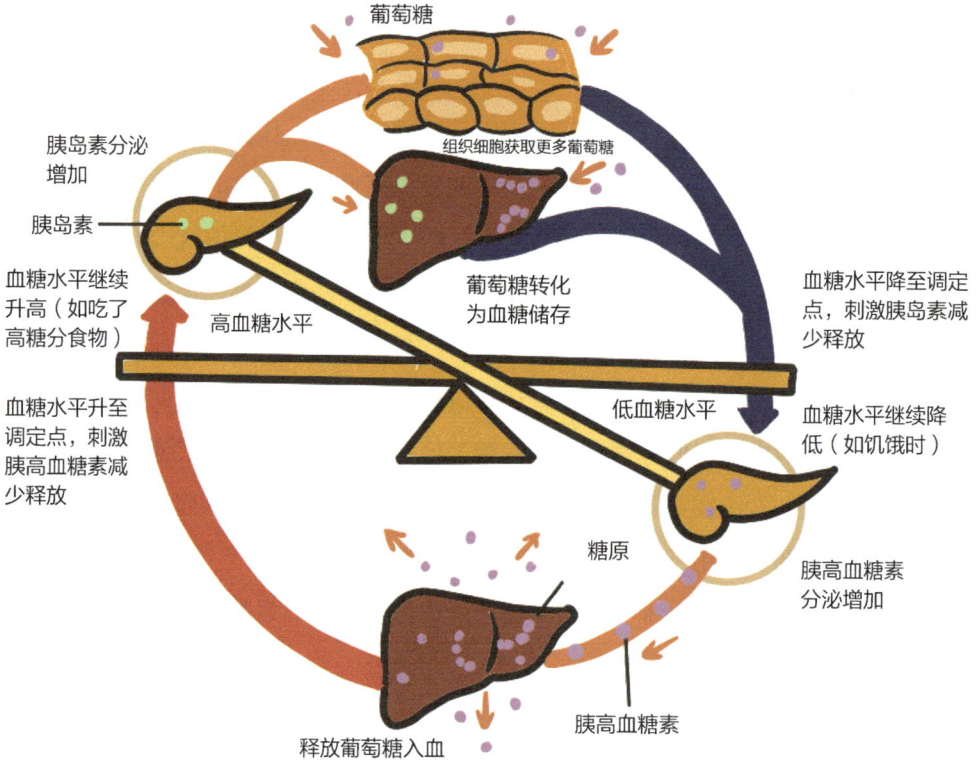

葡萄糖

组织细胞获取更多葡萄糖

胰岛素分泌
增加

胰岛素

血糖水平继续
升高（如吃了
高糖分食物）

高血糖水平

血糖水平升至
调定点，刺激
胰高血糖素减
少释放

葡萄糖转化
为血糖储存

血糖水平降至调定
点，刺激胰岛素减
少释放

低血糖水平

血糖水平继续降
低（如饥饿时）

糖原

胰高血糖素
分泌增加

胰高血糖素

释放葡萄糖入血

胰岛素、胰高血糖素等激素维持血糖稳定机制示意图

四、糖尿病的危害

糖尿病患者最常见的三大并发症分别是糖尿病视网膜病、糖尿病肾病和糖尿病神经病变。

视网膜是眼睛里最重要的部件之一，有许多小血管与它相连。通常糖尿病视网膜病就是从这些小血管的轻微退化开始的。血管壁受损，液体开始从血管渗出到周围的视网膜组织，形成所谓的"眼底出血"。此时若不采取治疗手段，瘢痕组织可能就会悄悄地在视网膜周围形成，最终使视网膜从眼睛后方分离（视网膜剥脱），甚至可能发生永久性失明。

肾脏实质上是微小血管的集合体。同样道理，当这些微小血管受损后，会影响肾脏工作，最终造成肾功能衰竭和尿毒症。

糖尿病对神经造成影响的机制还有待进一步研究，总体而言，神经损害是在血管损害的基础上，由代谢异常和营养障碍导致的。

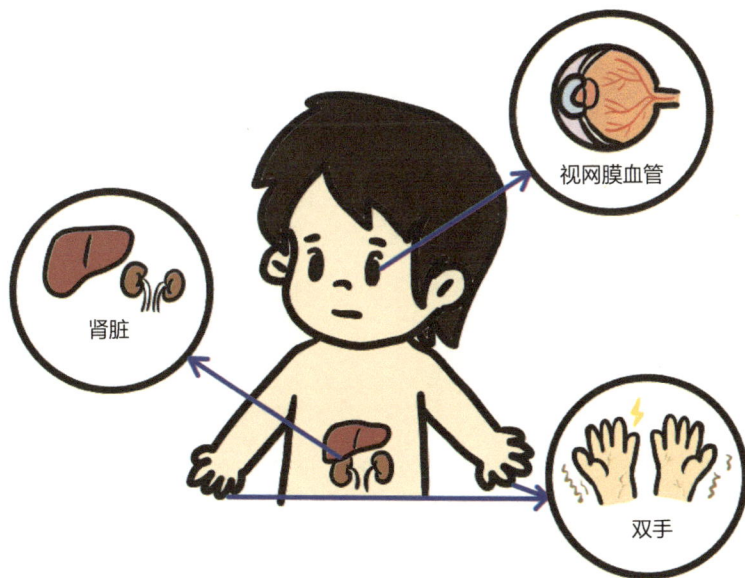

视网膜血管

肾脏

双手

这三大并发症，大多是随糖尿病的进展发生的。通常而言，高血糖状态持续 5 年可能造成糖尿病神经病变，发病 10 年可能造成糖尿病视网膜病，15 年就可能发生糖尿病肾病。

这些并发症，刚起病时不会带来明显不适。在轻症时只需要控制血糖就能防止疾病进展。病情发展到一定程度时，亡羊补牢，犹未晚矣，若针对并发症进行妥善的治疗，尚能控制病情。若此时还讳疾忌医，后果将不堪设想。

第三节　压力山大——高血压

一、血压是如何形成的

1. 人体有一套"自来水供水系统"

血压是人体的四大生命体征之一（包括血压、体温、呼吸、脉搏），血压是血液在血管中流动时对血管壁形成的侧压力，是反映人体心血管情况的最重要、最基本的指标之一。

那么血压是如何形成的呢？如果类比于我们熟悉的水压，大家就会觉得很形象、很容易理解了。想象人体的心血管系统就是一套自来水供水系统，供水系统里面水泵提供压力把水泵出去，压力把水推动着沿着

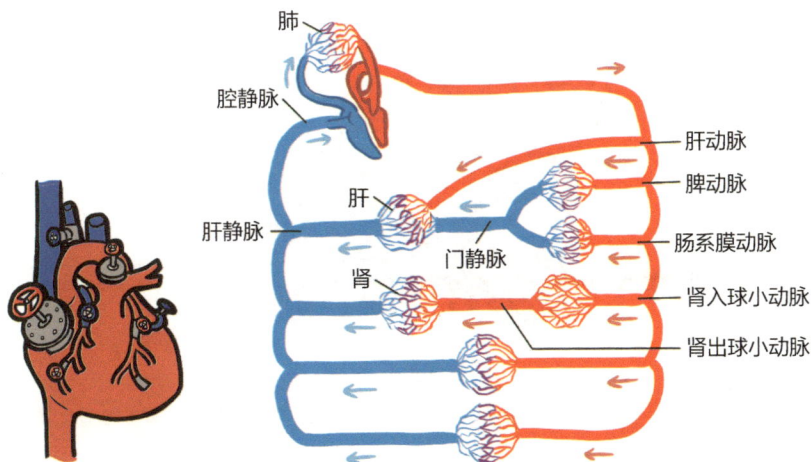

四面八方的管道输送到千家万户。在人体，我们遍布全身的血管就像一根根自来水管，而我们一刻不停跳动着的心脏就像水泵，是产生血压的根源。

心脏由 4 个心腔组成：左心房、左心室、右心房和右心室。左右心房和左右心室之间均由心间隔隔开，左右两侧互不相通，心脏这个"水泵"源源不断地从静脉系统中收集回流的血液，然后泵入动脉系统中去。当心脏收缩时，左心室将血液射入大动脉，继而输送到全身，流入血管的血液使血管充盈扩张，对血管壁产生较高的压力，我们把这时候的压力叫作"收缩压"；当心脏舒张时，输出的血液返回右心房，动脉血管里的压力也降低了，此时我们测到的压力叫作"舒张压"。

收缩压和舒张压就是我们平时常称的血压的"高压值"和"低压值"了。

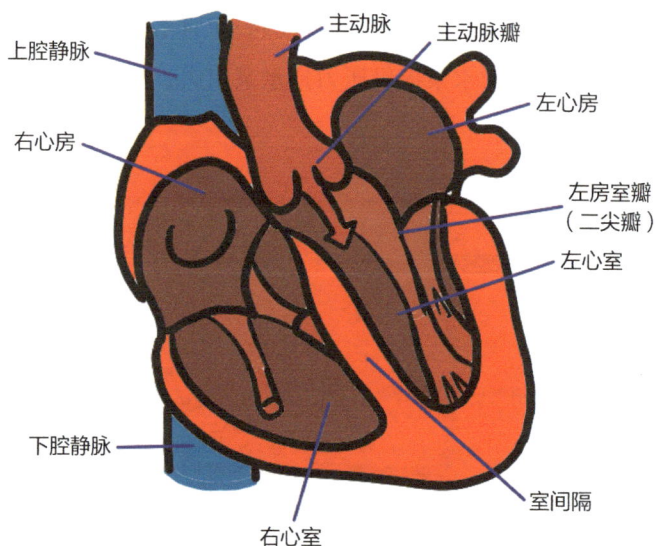

2. 影响血压的几个方面

血压容量、每搏输出量、心率、大动脉的弹性、外周血管的阻力等因素会影响血压的高低。

血液容量：如果水管里没有水，压根儿就不可能产生水压。同样，在循环系统，尤其是动脉系统里的血液容量，直接关系着血压的高低。如果一个人大量失血导致休克，血管处于瘪塌的状态，血压自然也就跟着降低。如果一个人摄入过多的食盐，或者肾脏出问题，不能及时把多余的盐分和水分从体内排出，血管里充盈着过多的液体，血压也会相应升高。

每搏输出量：我们都知道，心脏在不断的跳动中把血液射向动脉，进而"灌溉"全身的大小血管。医学上把心脏每跳动一次所射出的血量，称为每搏输出量。而心脏每分钟射向动脉的血量总和，称为心输出量。简单理解，可以认为每搏输出量主要反映心脏的收缩能力，每搏输出量越大，说明心脏收缩越"有劲儿"，每次心脏收缩时，射出的血量越多，对动脉血管壁的压力也就越大，这主要会引起收缩压随之升高。

心跳快慢：心跳的快慢用心率表示。心跳次数的增加，使得心脏舒张放松的时间减少，导致每次心脏处于舒张期时，仍有过多的血液残存在血管中，引起舒张压升高。我们在运动时，一般都是通过提高心率和每搏输出量来提高心脏的排血量，训练有素的运动员心脏功能较为强大，能更多地提高每搏输出量，也就是提高心脏泵血能力，普通人主要通过提高心率来增加心血输出量。

大动脉的血管弹力：大动脉的血管壁主要由弹性纤维组织等结构组成，具有一定的弹力。在心脏收缩瞬间，大量血液泵入大动脉，动脉血管就会被血流"撑大"。如果动脉血管的弹性越差，就越难被"撑大"，导致同样体积的血液被迫"挤"在相对狭窄的动脉空间里。这会对血管壁造成的压力增大，反映到血压计上就是收缩压升高了。紧接着，由于主动脉的弹性较差，由其弹性回缩产生的压力也就降低了，反映到血压计上就是舒张压下降了。随着年龄的增长，主动脉逐渐开始硬化，这也解释了老年人的高血压多是单纯的收缩期高血压的原因。

外周血管阻力：大动脉中的血液继续沿着血管网逐级向中小动脉流动，继而"灌溉"全身的毛细血管床。在这个过程中如果外周血管，尤其是中小动脉的阻力增加，就会导致大动脉流向中小动脉的血流量减少或者速度变慢，这会引起舒张压的升高。外周血管的阻力大小主要和血管的管径大小相关，当人情绪紧张时，小动脉壁的平滑肌收缩增强，管径减小，引起阻力增高，舒张压就会增加。

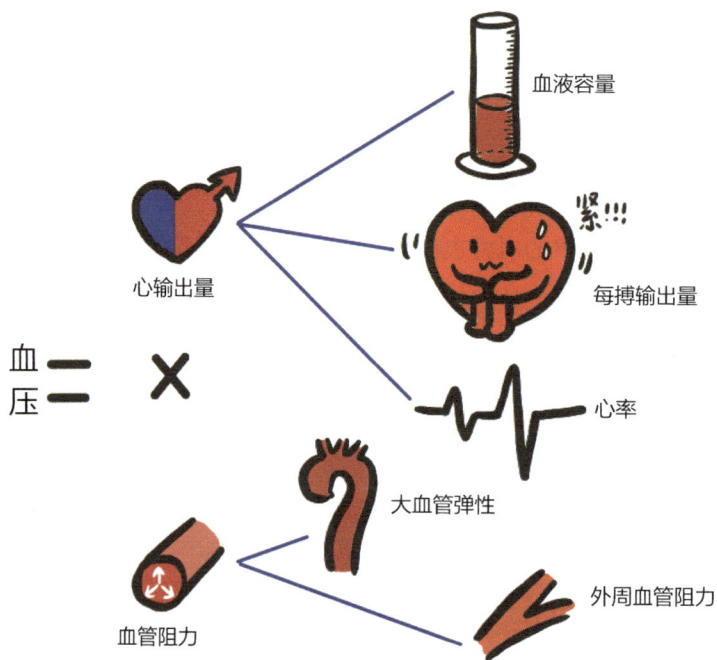

二、为何会得高血压

高血压有原发性和继发性两种。原发性高血压多发生在中年以上人群，以脑力劳动者居多；继发性高血压是其他疾病的一种症状，如肾脏、脑、血管及内分泌疾病可引起血压升高。

通过流行病学调查和实验研究，目前认为下列因素与血压升高有关，如遗传因素、体重因素、营养因素、精神和心理因素等。

遗传因素：许多临床调查资料表明，高血压是多基因遗传，在同一家庭高血压患者集中出现，不是因为他们有共同的生活方式，主要是因有遗传因素存在。遗传性高血压患者有两种类型的基因遗传：①具有高血压主基因，随年龄增长必定发生高血压。②具有高血压副基因，这些人如无其他诱发高血压的因素参与则不发病，但目前如何从形态、生化或功能方面检测出这些遗传素质还是很困难的。

体重因素：体重与血压有高度的相关性。有关资料显示，超重、肥胖者高血压患病率较体重正常者要高 2～3 倍。前瞻性研究也证明，在一个时期内体重增长快的个体，其血压增长也快。我国的人群研究结果无论单因素或多因素分析，均证明体重指数偏高，是血压升高的独立危险因素。

营养因素：近年来有关膳食结构与血压调节之间的关系研究较多，而比较多的研究认为，过多的钠盐、大量饮酒、膳食中过多的饱和脂肪酸或不饱和脂肪酸与脂肪酸比值过低，均可使血压升高，而膳食中有充足的钾、钙、优质蛋白质可防止血压升高。

吸烟：现已证明吸烟是冠心病的三大危险因素之一。吸烟可加速动脉粥样硬化，引起血压升高。据测：吸两支烟 10 分钟后由于肾上腺素和去甲肾上腺素的分泌增加，而使心跳加快，收缩压和舒张压均升高。

吸烟者易患恶性高血压，且易死于蛛网膜下腔出血，而且尼古丁影响降压药的疗效。所以，在防治高血压的过程中，应大力宣传戒烟。

精神和心理因素：调查发现从事精神紧张度高的职业，如司机、售票员，其高血压的患病率高达 11.30% 左右，其次是电话员、会计、统计人员，其患病率达 10.2%。说明高血压在从事注意力高度集中、精神紧张、又缺少体力活动者中易发生。

总之，许多因素与高血压的发病有关，而高血压可能是遗传、营养、体重及社会心理等多种因素综合作用的结果。

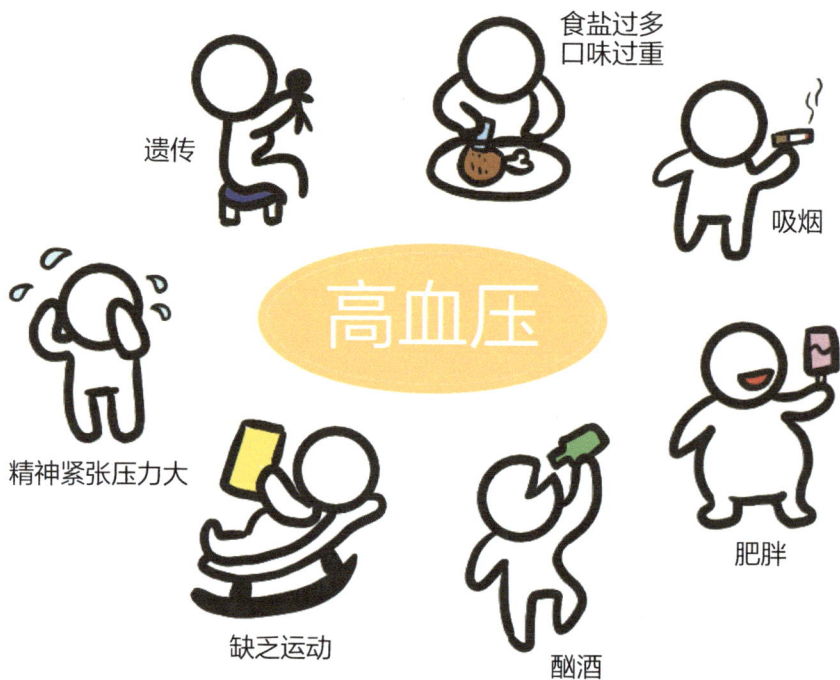

三、高血压的危害

　　高血压危害主要在于其会带来多种并发症，而且这些并发症如果不预防、控制和治疗，可能会带来灾难性的后果。

　　高血压主要的并发症就是长期的血压高会危害身体的多个器官，我们把这些受害的器官称为靶器官。

　　什么是靶器官呢？靶器官是指某种疾病长期发展所能损害到的一些器官。高血压的靶器官主要包括心脏、大脑、肾脏、眼以及大血管等。

　　高血压持续发展会损伤靶器官，致使左心室肥厚、冠心病、肾脏功能衰竭，脑梗死或脑卒中（即中风）。这是导致高血压病人死亡的直接原因。因此，对于高血压病人，降低血压并不是最终目的，治疗高血压的最终目的是减少心、脑、肾等靶器官的损害，减少心血管意外和脑血管意外的死亡率。

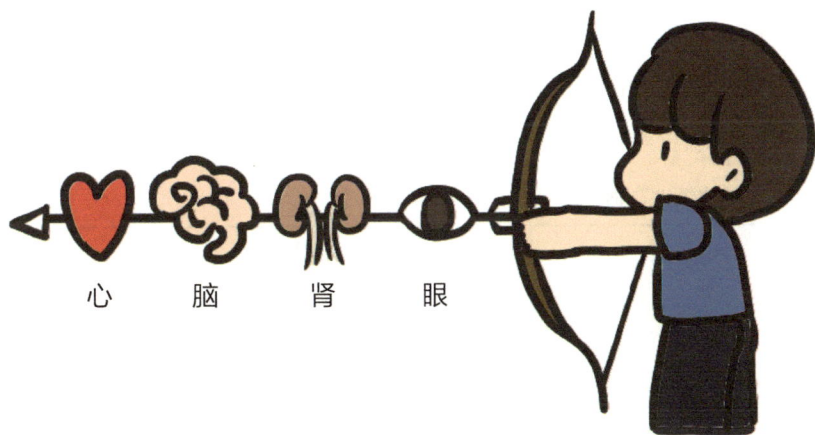

　　　心　　脑　　肾　　眼

四、正常及异常的血压是怎样的

高血压会损害身体的靶器官，血压的高低以及伴随的其他身体因素会影响靶器官的损害程度。因此我们评估血压的情况，要结合血压值的高低、危险因素及靶器官的损害程度进行综合考量。

目前我国采用正常血压（收缩压＜ 120mmHg 和舒张压＜ 80mmHg）、正常高值（收缩压 120 ～ 139mmHg 和 / 或舒张压 80 ～ 89mmHg）和高血压（收缩压 ≥ 140mmHg 和 / 或舒张压 ≥ 90mmHg）进行血压水平分类。以上分类适用于男、女性，18 岁以上任何年龄的成人。

分类	收缩压（mmHg）	舒张压（mmHg）
正常血压	＜ 120 和	＜ 80
正常高值	120 ～ 139 和（或）	80 ～ 89
高血压	≥ 140 和（或）	≥ 90
1 级高血压（轻度）	140 ～ 159 和（或）	90 ～ 99
2 级高血压（中度）	160 ～ 179 和（或）	100 ～ 109
3 级高血压（重度）	≥ 180 和（或）	≥ 110
单纯收缩期高血压	≥ 140 和	＜ 90

心血管风险分层根据血压水平、心血管危险因素、靶器官损害、临床并发症和糖尿病，分为低危、中危、高危和很高危四个层次。

其他危险因素和病史	血压（mmHg）		
	1级高血压 SBP140～159 或DBP90～99	2级高血压 SBP160～179 或DBP100～109	3级高血压 SBP ≥ 180 或DBP ≥ 110
无	低危	中危	高危
1～2个其他危险因素	中危	中危	很高危
≥3个其他危险因素， 或靶器官损害	高危	高危	很高危
临床并发症或合并糖尿病	很高危	很高危	很高危

医生经过这样的流程全面评估患者的总体危险，并在危险分层的基础上做出治疗决策。

对于很高危病人：立即开始对高血压及并存的危险因素和临床情况进行综合治疗；对于高危病人：立即开始对高血压及并存的危险因素和临床情况进行药物治疗；对于中危病人：先对患者的血压及其他危险因素进行为期数周的观察，评估靶器官损害情况，然后，决定是否以及何时开始药物治疗；对于低危病人：对患者进行较长时间的观察，反复测量血压，尽可能进行24小时动态血压监测，评估靶器官损害情况，然后，决定是否以及何时开始药物治疗。

第四节　油腔滑调——高血脂

一、什么是血脂

　　血脂是血清中所含脂质的总称，由胆固醇、甘油三酯、磷脂和非游离脂肪酸共同组成，它们与不同的蛋白质结合在一起，以"脂蛋白"的形式存在于血液中。其中，胆固醇由高密度脂蛋白胆固醇（HDL-C）、低密度脂蛋白胆固醇（LDL-C）组成。

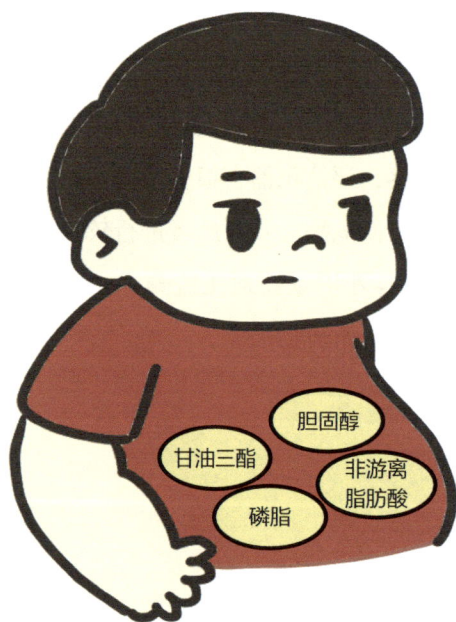

其中胆固醇还有好坏之分，HDL-C 是"好"的胆固醇，对心血管有保护作用：可以将所食的油腻食物中有害的胆固醇从血管内壁带到肝脏，经吸收和有效利用，然后排出体外。

LDL-C 是"坏"的胆固醇，是心脑血管疾病的元凶：血液中 LDL-C 增加，一旦高血压、糖尿病、吸烟等因素使血管内皮有漏洞，它们就会钻到动脉的内皮下面，形成动脉粥样硬化斑块，可引起动脉粥样硬化，最终导致心脑血管疾病。

二、血脂的来路和去路

血液里的脂质是如何来的呢？一般而言，血脂的来源包括内源性及外源性两方面，内源性是指机体自身合成的血脂或者机体已有，但是储存起来的脂质释放到血液里，外源性是指饮食摄入的脂质。这两者之间的比例大概是 70% 和 30%，也就是说多数的血脂是内源性产生的。

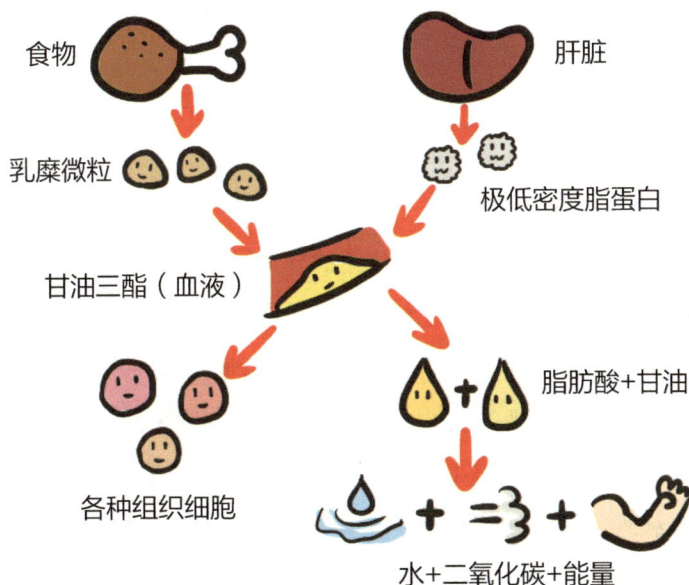

食物　乳糜微粒　肝脏　极低密度脂蛋白　甘油三酯（血液）　各种组织细胞　脂肪酸+甘油　水+二氧化碳+能量

血脂的去路主要就是参与机体的代谢过程或者暂时储存起来以备不时之需，血脂的去路包括在组织细胞氧化供能、构成生物膜、转变成其他物质、进入脂库等。

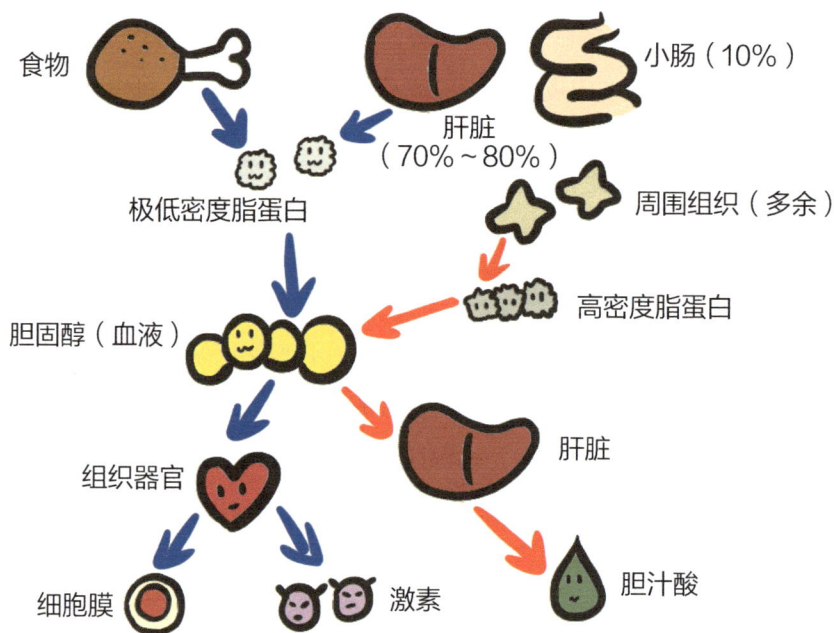

三、什么是高脂血症

高脂血症——由于体内脂肪代谢的异常导致血脂水平的升高。

高脂血症包括原发性及继发性高脂血症两类。原发性高脂血症主要由遗传因素及饮食因素引起：①遗传因素可通过多种机制引起高脂血症，某些可能发生在细胞水平上，主要表现为细胞表面脂蛋白受体缺陷以及细胞内某些酶的缺陷（如脂蛋白脂酶的缺陷或缺乏），也可发生在脂蛋白或载脂蛋白的分子上，多由于基因缺陷引起。②饮食因素作用比较复杂，高脂血症住院患者中有相当大的一部分是与饮食因素密切相关的。继发性高脂血症是由于其他中间原发疾病所引起，包括糖尿病、肝病、甲状腺疾病、肾脏疾病、胰腺疾病、肥胖症、糖原累积病、痛风、阿狄森病、柯兴综合征、异常球蛋白血症等。

糖尿病与高脂血症在人体内糖代谢与脂肪代谢之间有着密切的联系。临床研究发现，约40%的糖尿病患者可继发高脂血症；西医学研究表明，许多物质包括脂质和脂蛋白等是在肝脏进行加工、生产、分解和排泄的。一旦肝脏有病变，脂质和脂蛋白代谢也必将发生紊乱；肥胖症最常继发引起血甘油三酯含量增高，部分患者血胆固醇含量也可能会增高。

血脂主要是指血清中的胆固醇和甘油三酯。无论是胆固醇含量增高，还是甘油三酯的含量增高，或是两者皆增高，统称为高脂血症。

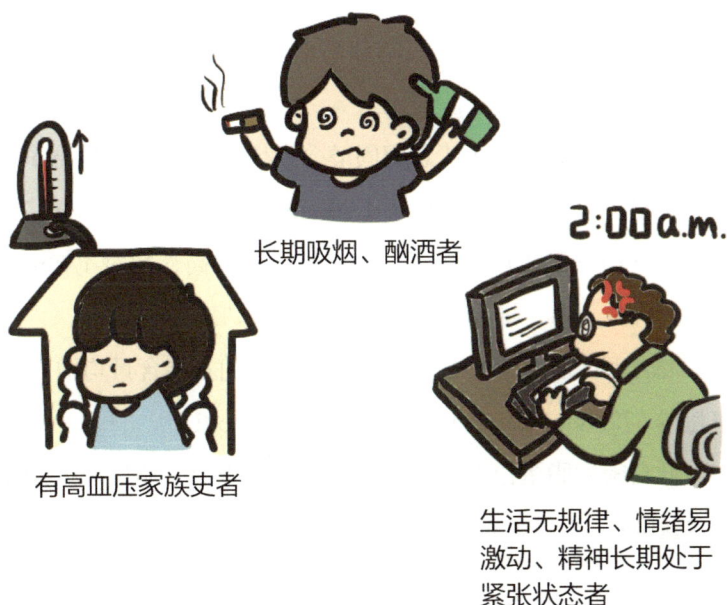

长期吸烟、酗酒者

2:00 a.m.

有高血压家族史者

生活无规律、情绪易激动、精神长期处于紧张状态者

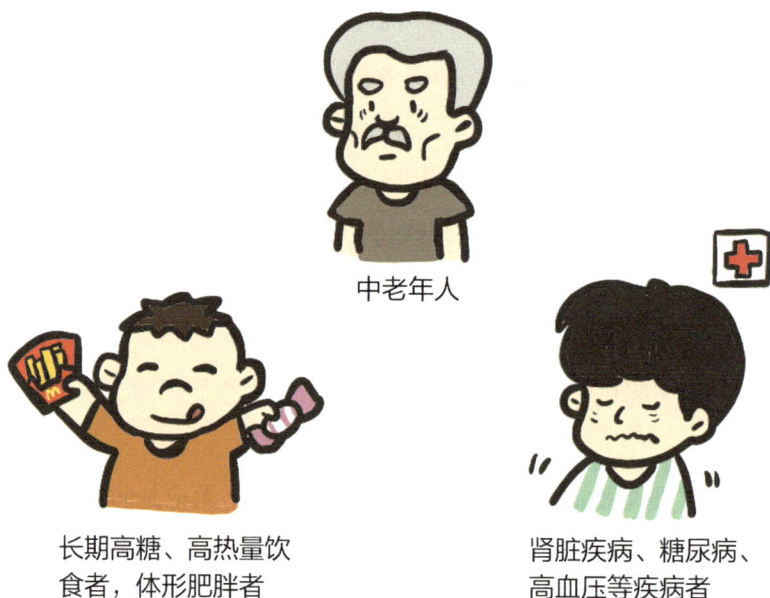

中老年人

长期高糖、高热量饮食者，体形肥胖者

肾脏疾病、糖尿病、高血压等疾病者

根据血清总胆固醇、甘油三酯和高密度脂蛋白胆固醇的测定结果，高脂血症分为以下四种类型。

（1）高胆固醇血症：血清总胆固醇含量增高，超过 572mmol/L，而甘油三酯含量正常，即甘油三酯 < 1.70mmol/L。

（2）高甘油三酯血症：血清甘油三酯含量增高，超过 1.70mmol/L，而总胆固醇含量正常，即总胆固醇 < 5.72mmol/L。

（3）混合型高脂血症：血清总胆固醇和甘油三酯含量均增高，即总胆固醇超过 572mmol/L，甘油三酯超过 1.70mmol/L。

（4）低高密度脂蛋白血症：血清高密度脂蛋白 – 胆固醇（HDL– 胆固醇）含量降低，< 9.0mmol/L。

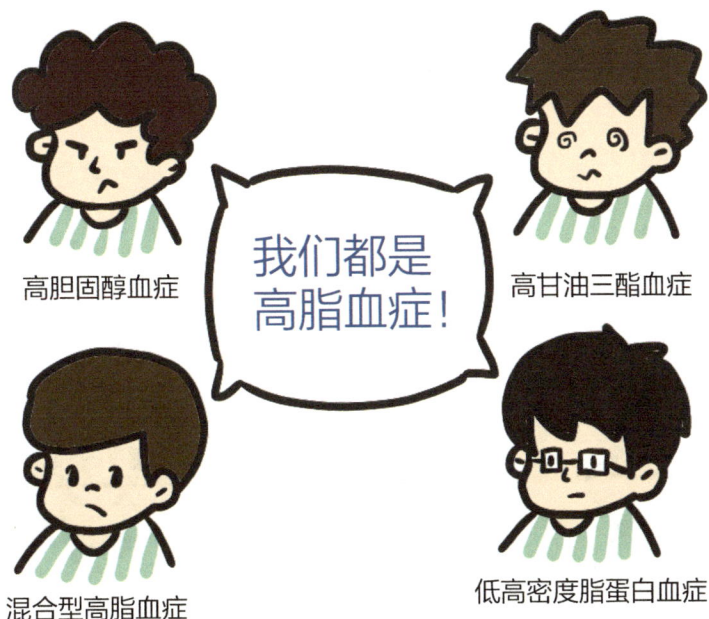

高胆固醇血症

我们都是
高脂血症！

高甘油三酯血症

混合型高脂血症

低高密度脂蛋白血症

四、高血脂的危害

　　该病对身体的损害是隐匿性、进行性和全身性的。它的直接损害是加速全身动脉粥样硬化，因为全身的重要器官都要依靠动脉供血、供氧，一旦动脉被粥样斑块堵塞，就会导致严重后果。动脉硬化引起的肾功能衰竭等，都与高脂血症密切相关。大量研究表明，高脂血症是脑卒中、冠心病、心肌梗死、心脏猝死独立而重要的危险因素。

　　高脂血症血浆胆固醇、甘油三酯、总脂等血脂成分的浓度超过正常标准。高脂血症的主要危害是导致动脉粥样硬化，进而导致众多的相关疾病，其中最常见的就是冠心病，严重乳糜微粒血症可导致急性胰腺炎。

　　此外，高脂血症也是促进高血压、糖耐量异常、糖尿病的一个重要危险因素。高脂血症还可导致脂肪肝、肝硬化、胆石症、胰腺炎、眼底出血、失明、周围血管疾病、跛行、高尿酸血症。有些原发性和家族性高脂血症患者还可出现腱状、结节状、掌平面及眼睑周围黄色瘤、青年角膜弓等。

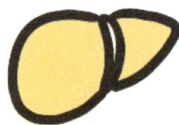

脂肪肝

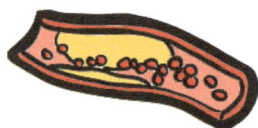

动脉粥样硬化

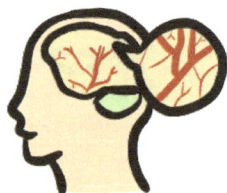

脑卒中

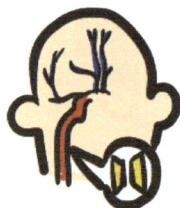

脑血栓

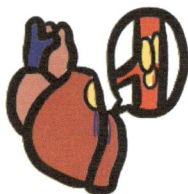

冠心病

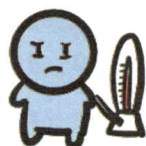

高血压

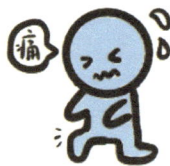

痛风

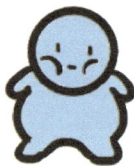

肥胖

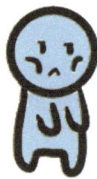

糖尿病

第五节　不堪重负——肥胖症

一、什么是肥胖症

肥胖是指脂肪在身体上的过度堆积，肥胖症是一种由多因素引起的慢性代谢性疾病，早在 1948 年世界卫生组织已将它列入疾病分类名单。超重和肥胖症在一些发达国家和地区人群中已达到流行的程度。我国的肥胖症患病率近年来也呈明显上升趋势。

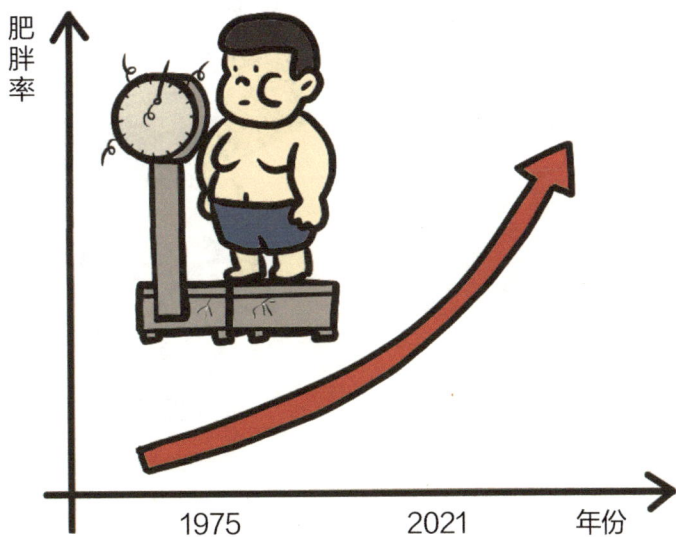

二、脂肪组织在身体分布的不同特点

脂肪组织的主要成分是脂肪细胞，多数分布在皮下组织、内脏的网膜上。一般而言，男性的脂肪分布以腰部以上为主，女性的脂肪分布以腹部、臀部、大腿部为主，儿童均匀分布全身。肥胖症患者的一般特点为体内脂肪细胞的体积和细胞数增加，体脂占体重的百分比异常升高，并在某些局部过多沉积。如果脂肪在腹壁和腹腔内蓄积过多，则称为"中心性"或"向心性"肥胖，对代谢影响很大，中心性肥胖是多种慢性病的重要危险因素之一。

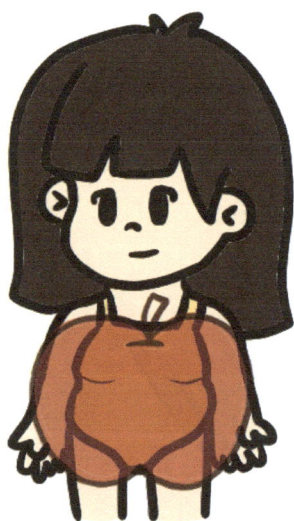
苹果形身材

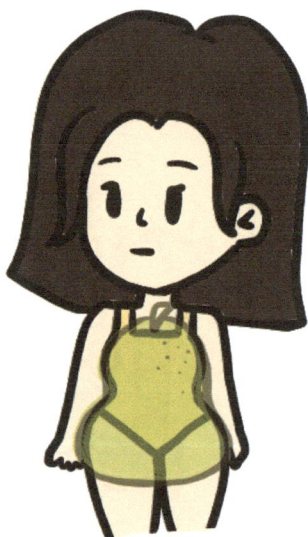
梨形身材

三、评价肥胖的指标

目前常用的体重指数（body mass index）简称 BMI，又译为体质指数。它是一种计算身高 / 体重（weight for height）的指数。具体计算方法是以体重（千克，kg）除以身高（米，m）的平方，即 BMI= 体重 / 身高 / 身高（kg/m^2）。

在判断肥胖程度时，使用这个指标的目的在于消除不同身高对体重指数的影响，以便于人群或个体间比较。研究表明，大多数个体的体重指数与身体脂肪的百分含量有明显的相关性，能较好地反映机体的肥胖程度。但在具体应用时还应考虑到其局限性，如对肌肉很发达的运动员或有水肿的病人，体重指数值可能过高估计其肥胖程度。老年人的肌肉组织与其脂肪组织相比，肌肉组织的减少较多，计算的体重指数值可能过低估计其肥胖程度。相等 BMI 值的女性的体脂百分含量一般大于男性。

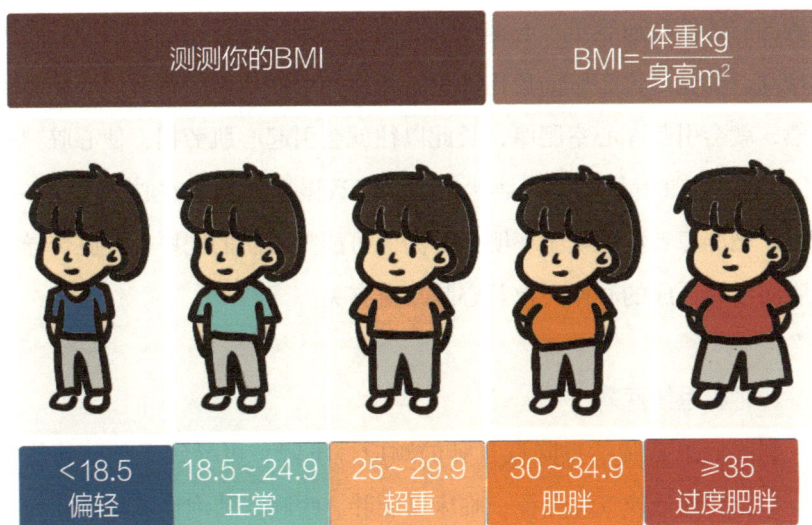

测测你的BMI			BMI=$\dfrac{体重kg}{身高m^2}$	
<18.5 偏轻	18.5~24.9 正常	25~29.9 超重	30~34.9 肥胖	≥35 过度肥胖

腰围（waist circumference，WC）是指腰部周径的长度。目前公认腰围是衡量脂肪在腹部蓄积（即中心性肥胖）程度的最简单、实用的指标。脂肪在身体内的分布，尤其是腹部脂肪堆积的程度，与肥胖相关性疾病有更强的关联。BMI并不太高者，腹部脂肪增加（腰围大于界值）似乎是独立的危险性预测因素。同时使用腰围和体重指数可以更好地估计与多种相关慢性疾病的关系。

四、肥胖症的危害

轻度肥胖症可能无明显症状，中重度肥胖症会使得身体"不堪重负"，逐渐导致心血管系统、呼吸系统、内分泌系统等紊乱和相关疾病的发生。

中重度肥胖者会有下列综合征。

1. 心血管系统疾病

肥胖症患者并发冠心病、高血压的几率明显高于非肥胖者，重度肥胖者的有效循环血容量、心搏出量、心输出量均增高，心肺动静脉压力均增高，也就是说心脏的负担加重，每次搏动做功都更费力。心脏为了代偿，就会引起左心室肥厚，长此以往就会引起心肌劳损，使心脏"过劳"，这时心脏就处于失代偿状态了，以致慢慢就出现左心扩大及心力衰竭。肥胖患者猝死发生率明显升高，可能与心肌的肥厚、心脏传导系统脂肪浸润造成的心律失常及心脏缺血有关。

2. 呼吸系统疾病

肥胖症患者肺活量降低且肺的顺应性下降，可导致多种肺功能异常，如肥胖性低换气综合征，临床以肥胖、嗜睡、肺泡性低换气症为特征，常伴有阻塞性睡眠呼吸困难。肥胖症患者由于大量脂肪堆积于体内，体重过增，活动时需消耗能量，耗氧量也增多，肥胖者总摄氧量增加，但按单位体表面积计算则仍然比正常人低。故肥胖者不喜欢运动，活动少而思睡，稍多活动或体力劳动后易疲乏无力。另外，患者胸腹部脂肪较多时，导致腹壁增厚、膈肌抬高、换气困难，易导致 CO_2 潴留及缺氧，以致气促、嗜睡，甚至发生继发性红细胞增多症、肺动脉高压，形成慢性肺心病而心力衰竭。

3. 内分泌系统疾病

近年来，研究发现肥胖患者多数伴有胰岛素抵抗，也就是前面提到的导致糖尿病的机制之一，也就是说肥胖症患者多数也伴有糖代谢异常以及血脂代谢异常等多种内分泌代谢紊乱的情况。而且肥胖者的雌激素水平也会绝对或者相对升高，性激素的紊乱也将导致一系列问题。女性肥胖者多闭经不孕，有时合并多囊卵巢伴经少或闭经、多毛、男性化等表现，男性肥胖者性激素改变较明显，雌激素增多而雄激素减少，多有阳痿不育、类无睾症等。

4. 消化系统疾病

肥胖症患者胃纳多亢进，善饥多食，便秘腹胀较常见，可有不同程度的肝脂肪变性，伴胆石症者有慢性消化不良、胆绞痛发作史。

5. 运动系统疾病

由于患者超重，给身体的脊柱以及髋、膝等负重关节带来沉重负担，容易出现关节炎、脊柱退变畸形等问题。

6. 社会心理问题

过度肥胖影响外观形象及带来行动不便，影响正常的社交及社会活动，肥胖症患者容易产生负面的情绪和心境，产生各种心理问题，影响正常的社会生活。

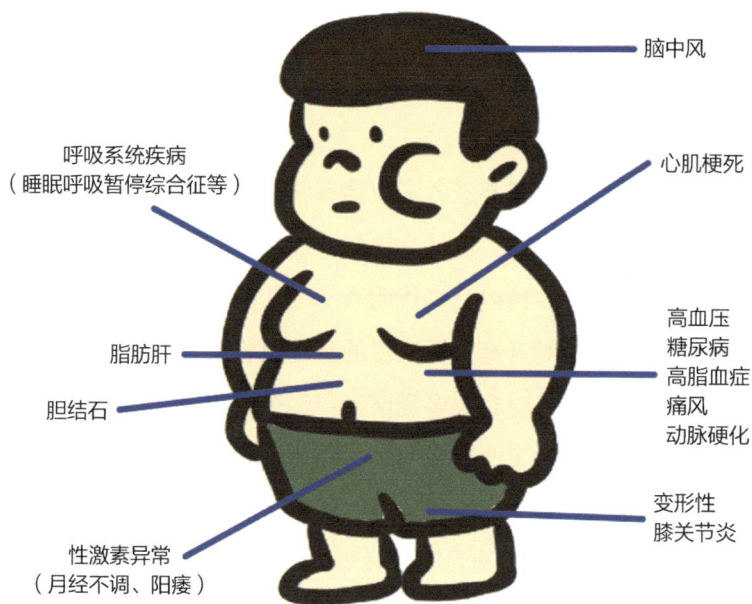

呼吸系统疾病
（睡眠呼吸暂停综合征等）

脑中风

心肌梗死

脂肪肝

胆结石

高血压
糖尿病
高脂血症
痛风
动脉硬化

变形性
膝关节炎

性激素异常
（月经不调、阳痿）

第六节 "团伙作案"的痛风帮凶们

人体的生理代谢过程是整体性的、相互联系的，各种代谢过程相互影响，具有复杂的相关性。咱们老百姓最熟悉的"三高"：高血糖、高血压、高血脂，再加上一个"肥胖"，这四者常常先后或者同时组合出现。1998 年 WHO 专家组将肥胖伴有高血压、高血糖、血脂异常等代谢障碍临床症候群正式命名为"代谢综合征"。而这些代谢异常与高尿酸的发生联系紧密，经常"狼狈为奸"，"团伙作案"。

在我国，肥胖症的人群主要表现为脂肪在腹部的大量堆积，称为腹型肥胖，由于腹部和内脏脂肪堆积及体内游离脂肪酸增加，导致 5- 磷酸核糖向磷酸核糖焦磷酸进行的合成亢进，也就是说合成尿酸的原料增加，从而使尿酸合成增加。

肥胖患者常合并胰岛素抵抗，由于对胰岛素不敏感，常引起血糖增高甚至合并糖尿病，由于此时体内存在高水平的胰岛素，可刺激肾小管 Na^+-H^+ 交换，在 H^+ 排泌增加的同时，肾小管尿酸重吸收增加。糖尿病患者的嘌呤分解代谢增强、尿酸生成增加，血尿酸水平升高，而高尿酸可加重肾脏损伤，使肾脏尿酸排泄减少，进一步加重高尿酸血症。

高血压导致微血管病变，组织缺氧，血乳酸水平升高，抑制尿酸盐在肾小管分泌，引起尿酸潴留，进而导致高尿酸血症；另外，不少高血压患者长期应用袢利尿剂和噻嗪类利尿剂等均可促进血尿酸水平增加。

由此可见，人体的代谢问题往往不是单一方面的，高尿酸与这些"帮凶"常常同时存在，一起侵犯人体健康，而且形成恶性循环，加速病情进展。因此治疗痛风及高尿酸血症，应同时解决其他代谢问题，"除恶务尽"才能"长治久安"。

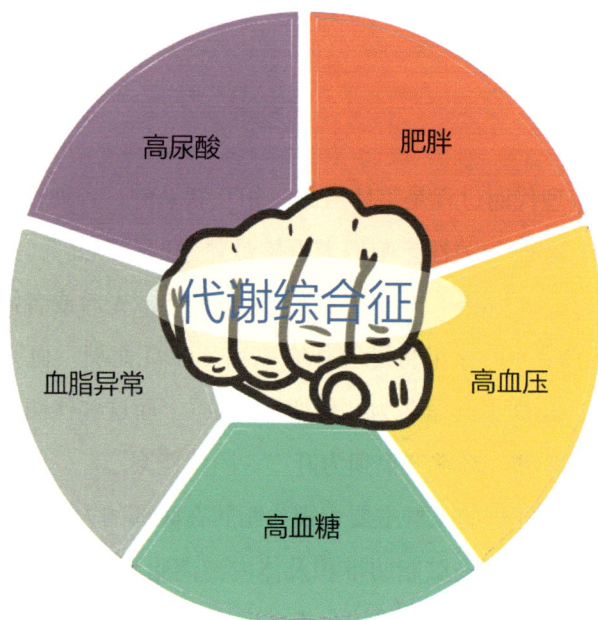

第三章

痛风的诊断与治疗

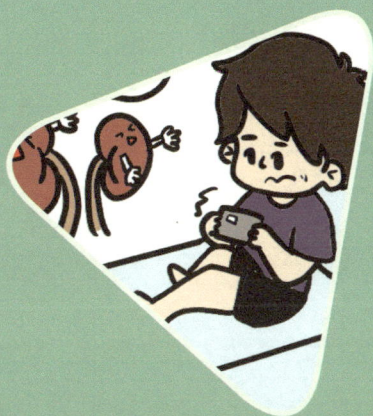

第一节　痛风诊断标准的演变

　　说到痛风，我们就不得不谈一谈它的诊断标准了。那么，我们究竟应该如何判断我们是否得了痛风呢？

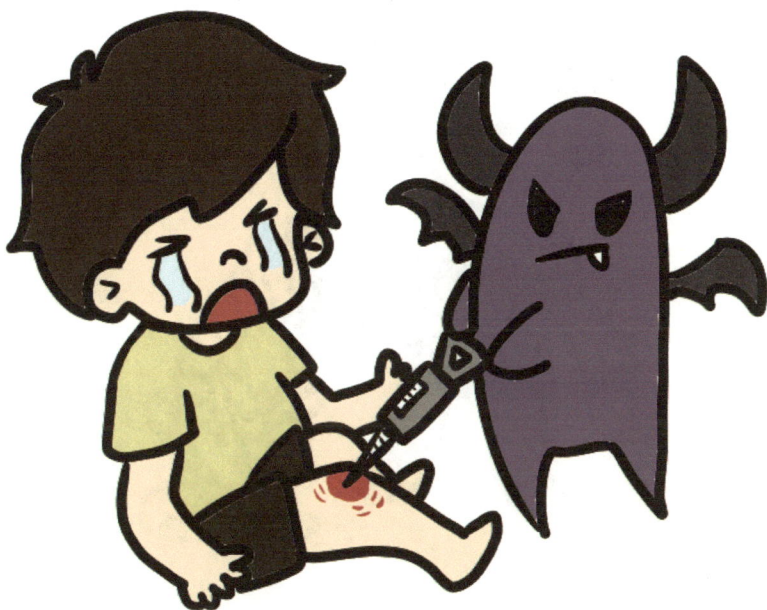

一、古代骇人听闻的痛痹

在我国，"痛风"一词最早出现在南北朝时期的医学典藉里，因其疼痛来得快如一阵风，故由此命名。古代有时也会将其称为"痛痹"，如明代虞抟所著《医学正传》所载："夫古之所谓痛痹者，即今之痛风也。诸方书又谓之白虎历节风，以其走痛于四肢骨节，如虎咬之状，而以其名名之耳。"

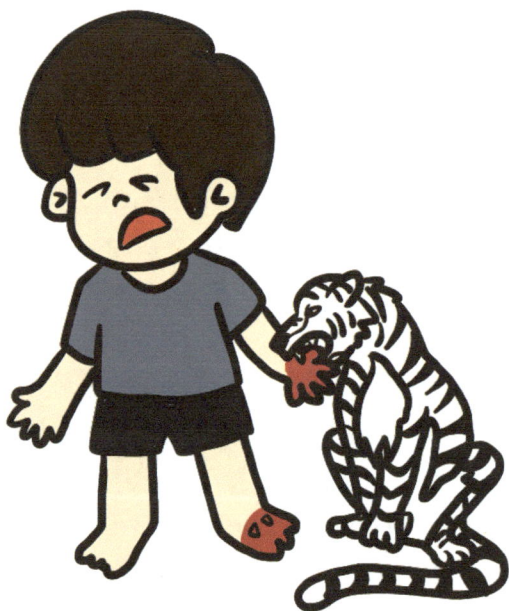

　　据史料记载，我国古代也有很多文人志士身患这种因"风痹症"引起的"足病躄"。如唐太宗时期的太子少师李纲、初唐四杰之一卢照邻、诗魔白居易、文学家刘禹锡、清代书画家高凤翰等。特别值得一提的是卢照邻还因为不堪忍受痛风之苦而辞官归隐，最后投河而死。元代开国皇帝忽必烈在晚年也是因酒肉过量饱受痛风折磨，且无法行走，也不能骑马领兵上阵。

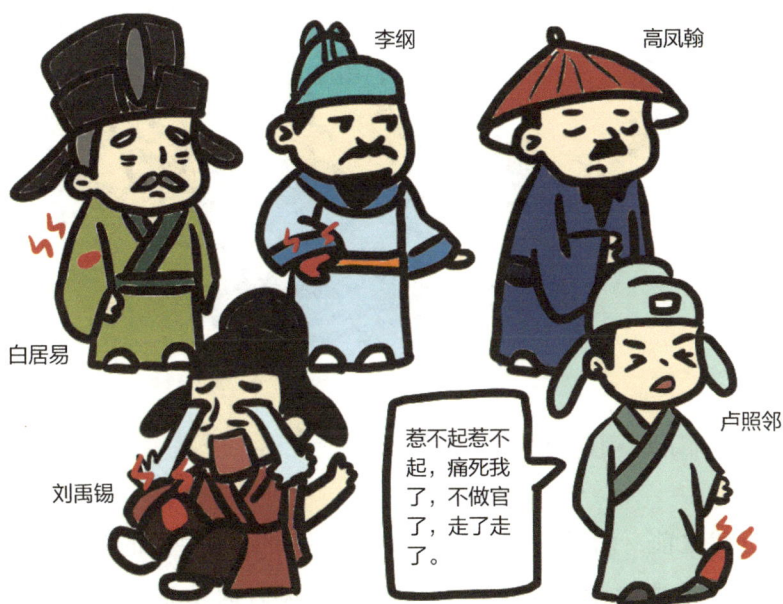

然而，一直以来关于痛风的诊断都没有一个清晰的标准。在近代以前，痛风患者一个明显的特征就是通常只发生在生活富裕能整天大鱼大肉、经常喝酒的富人阶层，那时候穷人想得这个病还真不容易。故此，古希腊名医希波克拉底称痛风为"不能步行的病"，并指出痛风是富者的关节炎，而风湿则是贫者的关节炎。

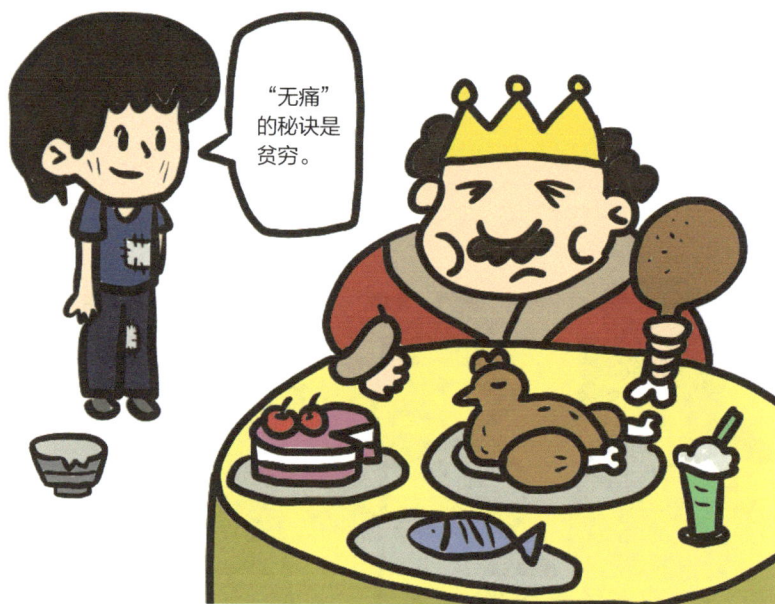

> "无痛"的秘诀是贫穷。

二、西医痛风诊断的发展史

近代之前，痛风的诊断一直都处于一个比较模糊的阶段，直到1776年，瑞典化学家Scheele研究证实痛风者尿结石中含有一种有机酸，由于是发现于尿液中的结石，所以命名为石酸。法国化学家Antoine Fourcroy在正常人的尿液中也发现了这种有机酸，因而就把石酸改名为尿酸，该名称沿用至今。1797年，英国化学家Wollaston从自己耳郭上取下了一个痛风结节，并从中分离出了尿酸，人们才认识到沉积在关节和组织内的这种毒物就是尿酸。

　　直到 1824 年，英国内科医生 Garrod 在痛风病人血液中测出了高浓度的尿酸，他指出痛风发生的关键是尿酸生成过多。至此，痛风是由尿酸浓度过高导致的这一病因才被人类所发现。而后他于 1855 年出版了世界上第一部痛风专著，被后人称为"现代痛风之父"。

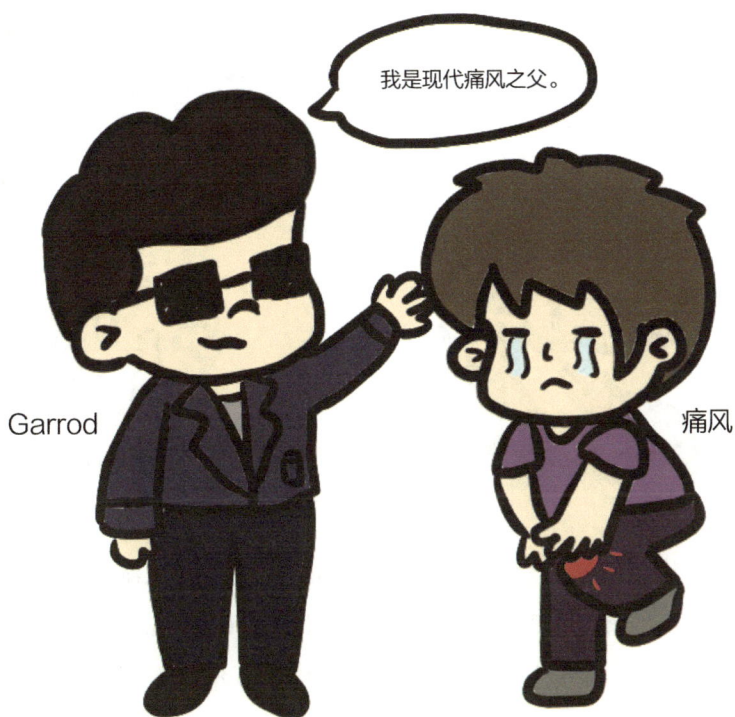

1898 年，德国人 Emil Fischer 发现尿酸来自嘌呤代谢，所以那时候，判断患者是否得了痛风，是通过验尿看尿液中尿酸水平来判断的。1913 年 Folin 和 Denis 首次介绍了血尿酸的测定方法。

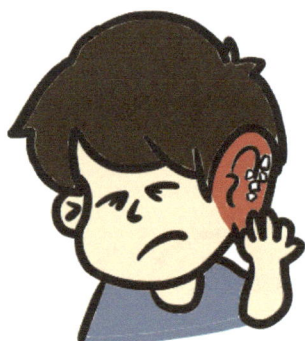

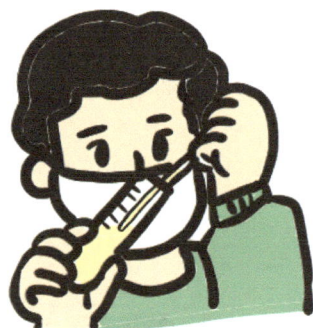

尿液

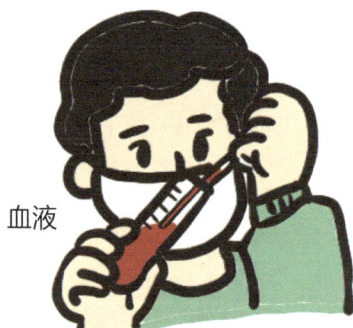

血液

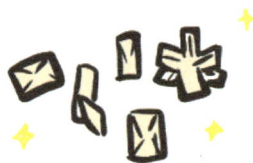

尿酸结晶微粒

关于痛风研究的专著，1900 年问世的《痛风与风湿病的历史》是其中较有名的著作，以后过了约半世纪才有了 Copenman 的《痛风和关节炎的历史》。事实上，直到 20 世纪 50 ～ 80 年代，人类才算真正对痛风及其病因和治疗方法有了突飞猛进的认知。故此，与痛风相关的著作也在此期间相继问世，如《痛风和痛风性关节炎》（1953 年）、《痛风》（1964 年）、《痛风和尿酸代谢》（1976 年）、《痛风肾与高尿酸血症》（1982 年）等。

相对于西方，直到 1997 年孟昭亨教授所著的《痛风》问世，我国才有了第一本有关痛风基础和临床的专业书。2002 年赵圣川教授出版了《痛风的诊断和治疗》、何戎华教授出版了《痛风现代诊疗》，2006 年苗志敏主编《痛风病学》，2009 年张开富等编著《痛风病诊治新法》，2012 年何青教授主编《高尿酸血症》，2014 年伍沪生主编《痛风与晶体性关节病》。这些都属于最近几年在痛风疾病上的重要研究著作。

　　目前，临床上痛风诊断主要依靠临床表现、血尿酸水平、查找尿酸盐结晶以及影像学检查。

1. 痛风的症状

痛风临床上常见的症状
①突发关节红肿、疼痛剧烈，累及肢体远端单关节，特别是以第一跖趾关节多见，常于 24 小时左右达到高峰，数天至数周内自行缓解
②早期服用秋水仙碱可迅速缓解症状
③饱餐、饮酒、过劳、局部创伤等为常见诱因
④上述症状可反复发作，间歇期无明显症状
⑤皮下可出现痛风石结节
⑥随病程迁延，受累关节可持续肿痛，活动受限
⑦可有肾绞痛、血尿、尿排结石史或腰痛、夜尿增多等症状

2. 痛风的诱因

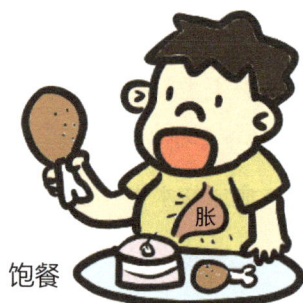

饱餐

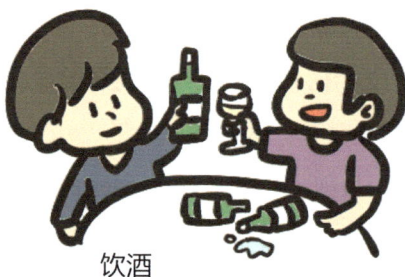

饮酒

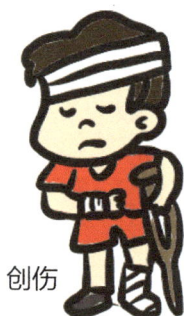

创伤

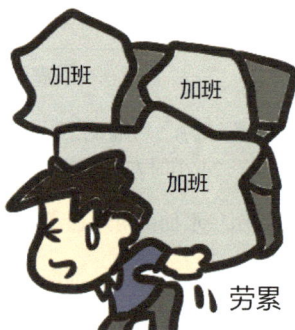

劳累

3. 痛风的体征

痛风患者临床常见体征
①急性单关节炎表现，受累关节局部皮肤紧张、红肿、灼热，触痛明显
②部分患者体温升高
③间歇期无体征或仅有局部皮肤色素沉着、脱屑等
④耳郭、关节周围偏心性结节，破溃时有白色粉末状或糊状物溢出，经久不愈
⑤慢性期受累关节持续肿胀、压痛、畸形甚至骨折
⑥可伴水肿、高血压、肾区叩痛等

三、辅助检查

1. 血尿酸的测定

男性和女性的血尿酸水平并不一致。目前国际上公认的男性血尿酸正常水平为 210 ～ 416μmol/L（35 ～ 70mg/L）；而女性为 150 ～ 357μmol/L（25 ～ 60mg/L），女性绝经期后其血尿酸水平接近男性。但由于血尿酸受多种因素影响，存在波动性，应反复测定。在血尿酸水平持续增高者中，仅有 10% 左右罹患痛风，大多为无症状性高尿酸血症；而少部分痛风患者在急性关节炎发作期血尿酸在正常范围。这些既说明痛风发病原因较为复杂，也说明高尿酸血症和痛风是应该加以区别的两个概念。所以若一次验血发现血尿酸偏高并不一定就是高尿酸血症。高尿酸血症并不等同于痛风。发作时，部分患者血尿酸在正常范围内往往是因为应激反应使皮质激素分泌过多促进尿酸排泄造成的。

当血尿酸持续高浓度或急剧波动时，呈过饱和状态的血尿酸就会结晶沉积在组织中，引起痛风的症状和体征。

2. 尿液中尿酸的测定

低嘌呤饮食 5 日后，留取 24 小时尿，采用尿酸酶法检测，正常水平为 1.2 ～ 2.4mmol（200 ～ 400mg）。此项检测主要用以初步判定高尿酸血症的分型，有助于降尿酸药物的选择及鉴别尿路结石的性质。

3. 滑液及痛风石检查

急性关节炎期，行关节穿刺抽取滑液，在偏振光显微镜下，滑液中有尿酸盐结晶，阳性率约为 90%。穿刺或活检痛风石内容物，亦可发现同样形态的尿酸盐结晶。

就好比水里的盐浓度太高了，慢慢被析出来就形成盐结晶，身体里的尿酸浓度太高也会导致尿酸析出形成尿酸结晶，也就是所谓的"痛风石"。

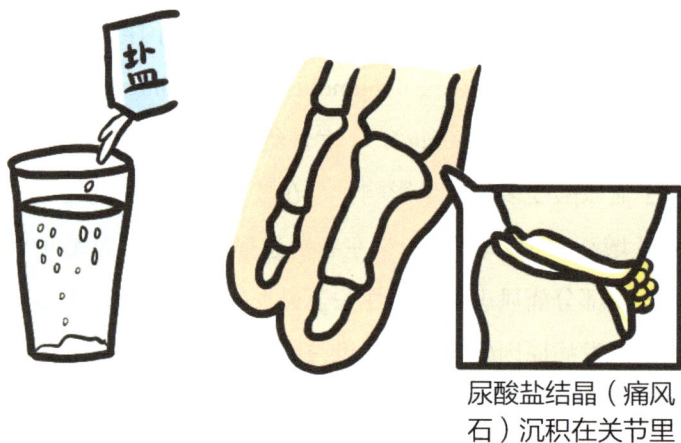

尿酸盐结晶（痛风石）沉积在关节里

此项检查具有确诊意义，被视为痛风诊断的"金标准"，也就是说，若滑液及痛风石检测中发现了尿酸盐结晶，即可确诊为痛风。

4.X线检查

急性关节炎期可见关节周围软组织肿胀；慢性关节炎期可见关节间隙狭窄、关节面不规则、痛风石沉积，典型者骨质呈虫噬样或穿凿样缺损，边缘呈尖锐的增生硬化，常可见骨皮质翘起，严重者出现脱位、骨折。

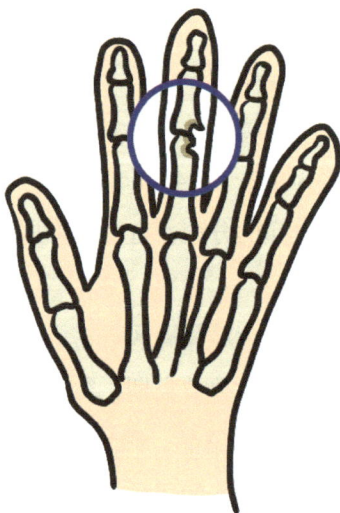

5. 超声检查

由于大多尿酸性尿路结石 X 线检查不显影，可行肾脏超声检查。肾脏超声检查亦可了解肾损害的程度。

四、诊断标准

1. 急性痛风性关节炎

急性痛风性关节炎是痛风的主要临床表现，常为首发症状。目前多采用美国风湿病学会（ACR）的分类标准（1977 年）或美国 Holmes 标准进行诊断。

美国风湿病学会关于急性痛风性关节炎的分类诊断标准（1977 年）
（1）滑囊液中查见特异性尿酸盐结晶
（2）痛风石经化学方法或偏振光显微镜检查，证实含有尿酸钠结晶
（3）具备下列临床、实验室和 X 射线征象等 12 项中 6 项者
① 1 次以上的急性关节炎发作
② 炎症表现在 1 天内达到高峰
③ 单关节炎发作
④ 患病关节皮肤呈暗红色
⑤ 第 1 跖趾关节疼痛或肿胀
⑥ 单侧发作累及第 1 跖趾关节
⑦ 单侧发作累及跗骨关节
⑧ 有可疑的痛风石
⑨ 高尿酸血症
⑩ X 射线显示关节非对称性肿胀
⑪ X 射线摄片示骨皮质下囊肿不伴有骨质侵蚀
⑫ 关节炎症发作期间关节液微生物培养阴性
具备以上（1）、（2）、（3）中的一条即可诊断为痛风性关节炎

美国 Holmes 提出原发性痛风的 3 条诊断标准（1985 年）

（1）滑液中的白细胞有吞噬尿酸盐结晶的征象；关节腔积液穿刺或结节活检有大量尿酸盐结晶

（2）有反复发作的急性关节炎和无症状间歇期

（3）高尿酸血症及对秋水仙碱治疗有特效者

具备其中 1 条且排除继发性痛风者即可诊断为痛风性关节炎

此外，其他机构在后续发表的痛风指南中也对痛风的诊断标准做出一定的指导，但目前国际上采用率仍不高。

EULAR 2007 年痛风指南

（1）单用痛风的典型临床表现诊断痛风有较高的准确性，但尿酸盐结晶检测仍是确诊的"金标准"

（2）不能单纯依据血尿酸水平确定或排除痛风

3e 指南

（1）尿酸盐结晶检测是确诊痛风的"金标准"

（2）如结晶检测不能进行，典型的痛风临床表现可诊断痛风

由于 1977 年及 1985 年的痛风诊断标准均着眼于识别急性痛风，而诊断慢性痛风的效率则不高，且与同类疾病的鉴别能力有限，较大程度依赖于临床医生的诊断水平。而且，若患者就诊的医疗机构没有条件应用关节腔穿刺和偏振光显微镜，在无法证实晶体存在时如何准确地诊断痛风也是亟待解决的问题。此外，现存的分类标准制定时尚无当前先进的影像学手段，如超声和双能 CT，这些影像学技术在痛风分类标准中的价值尚不明确。为解决这些问题，在美国风湿病学会和欧洲抗风湿联盟的支持下，成立了一个国际协作组制定新的痛风分类标准。并于

2015 年发表了最新的痛风分类诊断标准，即《2015 年美国风湿病学会欧洲抗风湿联盟痛风分类标准》。根据这一版本的诊断标准，如患者有外周关节肿痛发作史，且尿酸盐结晶检测阳性，可直接诊断为痛风，如无尿酸盐结晶结果则需进一步评分，具体评分细则如下。

	项目	评分
临床表现	累及踝关节或足中段	1 分
	累及第一跖趾关节	2 分
	受累关节皮肤发红	1 分
	受累关节触痛明显	1 分
	受累关节活动障碍	1 分
	1 次典型发作史（反复关节痛 ≥ 2 次，抗感染治疗无效，疼痛 24 小时内达到峰值，14 天内症状缓解，疼痛间歇期疼痛完全缓解）	1 分
	多次典型发作史	2 分
	痛风石	4 分
实验室检查	血尿酸 < 4mg/dL（0.24mmol/L）	−4 分
	血尿酸 6 ～ 8mg/dL（0.36 ～ 0.48mmol/L）	2 分
	血尿酸 8 ～ 10mg/dL（0.48 ～ 0.6mmol/L）	3 分
	血尿酸 ≥ 10mg/dL（≥ 0.6mmol/L）	4 分
	关节液尿酸盐结晶阴性	−2 分
影像学检查	影像学检查：关节 B 超双轨征	4 分
	双能量 CT 检测到尿酸盐结晶	4 分
	影像学检查提示痛风相关关节损伤	4 分

2

评分 ≥ 8 分者诊断为痛风。

2. 间歇期痛风性关节炎

此期为反复急性发作之间的缓解状态，通常无任何不适或仅有轻微的关节症状。因此，此期诊断必须依赖过去的急性痛风性关节炎发作的病史及高尿酸血症。

3. 慢性期痛风性关节炎

慢性期痛风为病程迁延多年，持续高浓度的血尿酸未获满意控制的后果，痛风石形成或关节症状持续不能缓解是此期的临床特点。结合 X 线或结节活检查找尿酸盐结晶，可做出诊断。此期应与类风湿关节炎、银屑病关节炎、骨肿瘤等相鉴别。

第二节　痛风的治疗原则

纵观痛风的整个治疗过程，非药物治疗是基础，与药物治疗一样重要。降尿酸则是痛风治疗的根本保障。

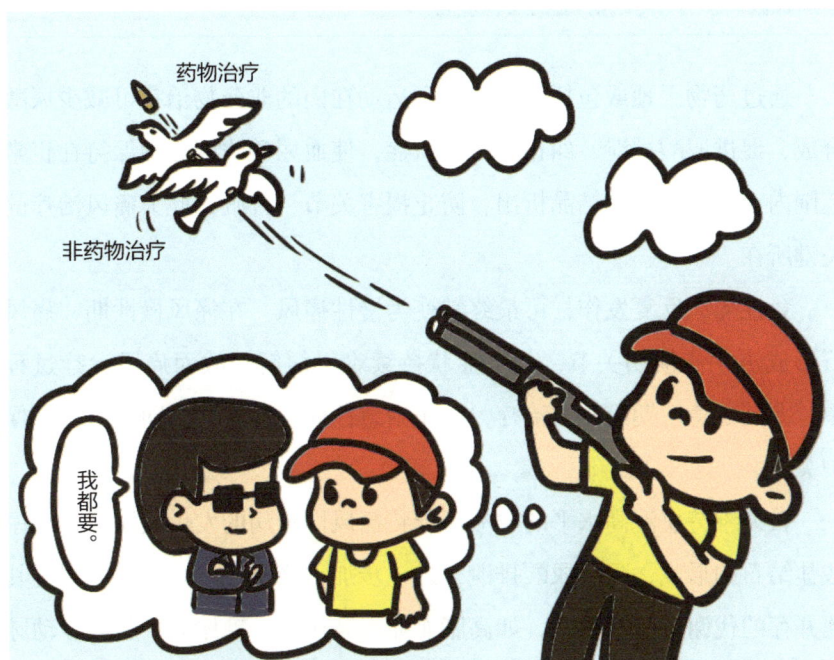

痛风作为一种慢性疾病，目前尚无法根治，痛风患者需终身与痛风疾病作斗争，故而掌握痛风的治疗原则就显得尤为重要。

痛风治疗的六大原则	
原则一	减少尿酸合成，促进尿酸排泄
原则二	缩短与中止痛风性关节炎的急性发作，减少复发次数
原则三	防止痛风性肾病的发生和泌尿系统尿酸盐结石的形成
原则四	控制或纠正其他并存的代谢紊乱和疾病
原则五	对已有皮下痛风石或泌尿系统结石形成的患者加强控制管理
原则六	要增强体质，改善生活质量
原则七	急则治其标，缓则治其本

通过药物干预或包括控制饮食和运动在内的非药物治疗可减少尿酸合成，促进尿酸排泄，纠正高尿酸血症，使血尿酸浓度经常保持在正常范围内，可抑制尿酸结晶析出，防止损害关节、肾脏，此为痛风治疗的关键所在。

急性痛风反复发作，可最终转变为慢性痛风。在痛风慢性期，痛风石形成进一步损伤关节，关节症状持续难以缓解。故而痛风治疗过程中，尤其是急性期应积极治疗，防止由急性向慢性转化，同时应注意保护关节。

长期维持血液高水平的尿酸可导致痛风性肾病的发生及泌尿系统尿酸盐结石的形成，阻碍尿酸排泄，进一步加重痛风症状。控制或纠正其他并存的代谢紊乱和疾病，如高脂血症、高血压、糖尿病、肥胖、动脉硬化及冠心病等，以消除脑血管意外、心律失常、心力衰竭、心肌梗死等威胁生命的严重并发症。对已有皮下痛风石或泌尿系统结石形成的患者，更应加强各种治疗措施，以中止尿酸盐沉积所引起的组织器官损害，增强体质，改善生活质量，保证有正常的生活和工作能力。

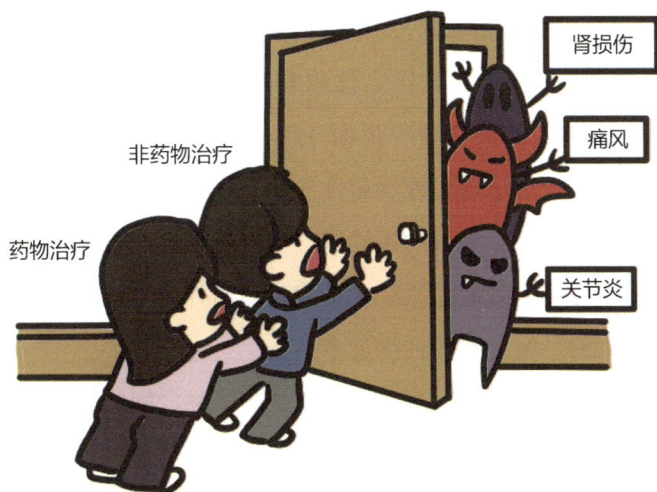

由于痛风是长期嘌呤代谢障碍、血尿酸增高导致组织损伤的一组疾病，故而慢性期痛风的治疗主要从嘌呤代谢、血尿酸增高这两方面着手。嘌呤代谢障碍主要从控制饮食方面着手，患者需要做的便是了解什么食物嘌呤含量高，进而减少此类食物的摄入。

而血尿酸增高主要以药物治疗为主，控制饮食为辅。人体血尿酸生

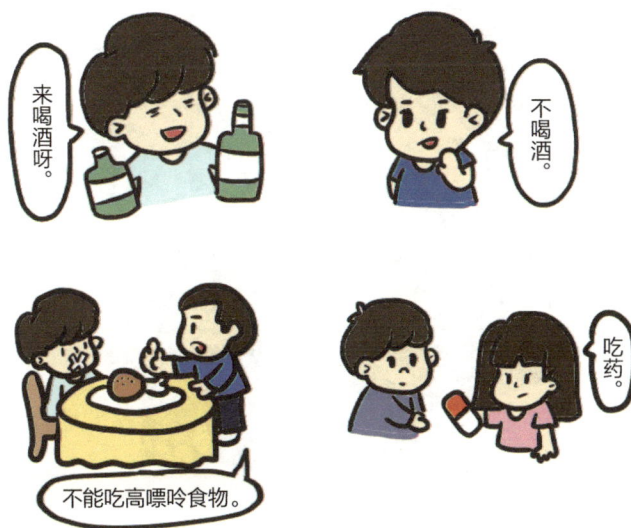

成有两大途径：即内源性和外源性。内源性途径即由人体自身体内核蛋白分解代谢产生的尿酸，约占人体尿酸生成总量的80%。外源性途径则是人体通过摄入的富含嘌呤食物分解代谢产生，约占20%。部分慢性疾病如血液系统淋巴或骨髓增殖性疾病、红细胞增多症、溶血性疾病等均可引起组织破坏，导致内源性尿酸生成过多，而肾脏功能异常也可导致尿酸排泄障碍，致使血尿酸水平偏高。而外源性因素简而言之则主要是"吃进来的"富含嘌呤食物过多。

维持稳定的尿酸水平有赖于尿酸生成与清除之间的平衡，即尿酸生成（内源性）、吸收（外源性）和排泄、分解过程之间的平衡。故而控制血尿酸水平，预防痛风应双管齐下，从饮食和药物降尿酸。有的人认为只要痛风不发作，尿酸高无所谓，然而长期的高尿酸症状就像"定时炸弹"，可诱发痛风急性发作，且是多种疾病的高危因素。

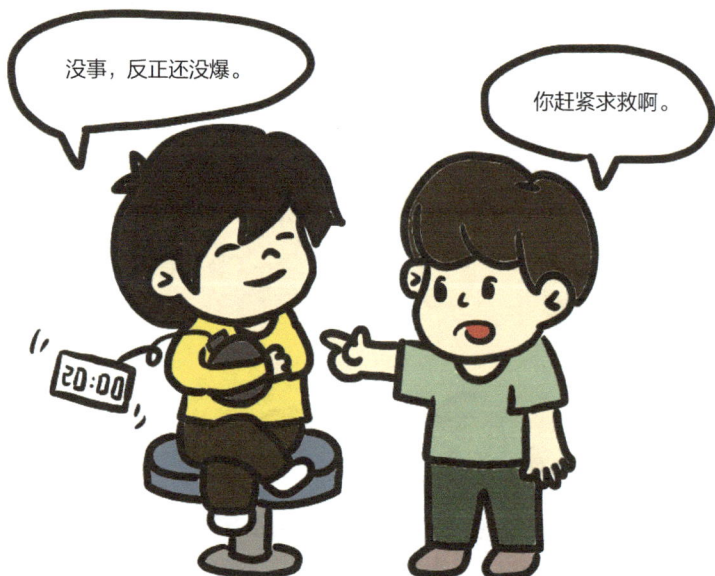

正所谓"急则治其标，缓则治其本"，治疗急性痛风发作主要是通过口服或肌注消炎止痛的药物来达到缓解疼痛的目的。此时血尿酸处于较高水平，患者往往会感觉发病部位疼痛难忍，此时要做到绝对卧床休息，避免下地活动而造成患病关节承受身体的重量，抬高患病的部位。该阶段的主要治疗目的是迅速缓解症状，减少组织炎症反应。

然而，痛风的治疗还是需要因人而异，部分患者可能对尿酸比较敏感，而部分患者对尿酸有较强的耐受能力。因此我们建议，有痛风症状和体征的患者应尽快就医，并规范使用降尿酸药物治疗。当男性血尿酸超过 420μmol/L 或女性超过 360μmol/L，血液中尿酸便处于过饱和状态。尚未出现痛风发作的患者，如果有心血管高危因素或代谢性疾病的，也应当开始降尿酸治疗。所有痛风患者血尿酸水平应小于 360μmol/L。严重痛风患者（痛风石、慢性关节炎、反复痛风发作）控制尿酸在 300μmol/L 以下，从而促进晶体溶解及痛风缓解，但应避免血尿酸长期低于 180μmol/L，因为研究表明尿酸对身体也有一定的益处，

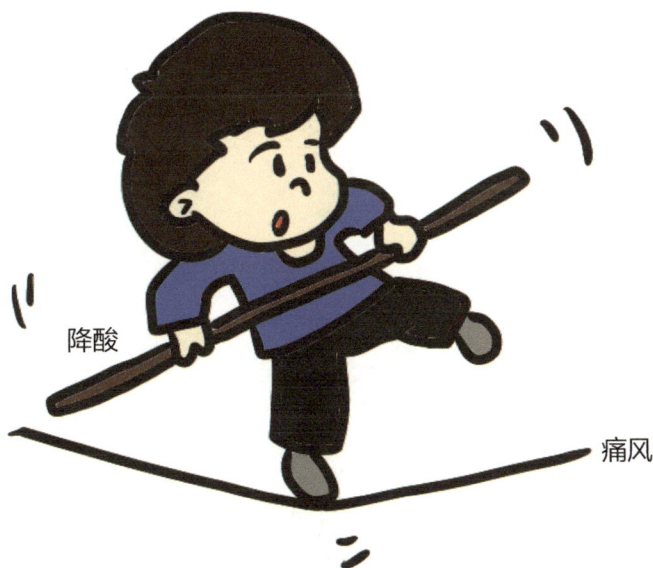

降酸

痛风

是人体天然的抗氧化剂。

　　降尿酸不宜过快过急，对于长期痛风、高尿酸血症的患者，尿酸值往往在 500 ～ 800μmol/L 甚至更高。故此，即使体表并没有可触及的痛风石，其肌肉、皮肤、血管、器官以及骨骼内也往往沉积了大量的尿酸结晶。原有浓度的尿酸值形成了既定的平衡，大量降尿酸药物的使用会促使尿酸结晶的溶解，而使血尿酸水平升高。当血尿酸水平突然升高，痛风患者体内现有的尿酸平衡就被打破，加速进入软组织，产生新的结晶，从而诱发痛风的急性发作。

　　原发性痛风缺乏病因治疗，因此不能根治，但只要日常生活中注意控制饮食，保持良好的生活习惯，合理用药，可基本避免痛风复发，达到"临床治愈"。

　　痛风的治疗目标总结如下。

治疗痛风的目的
①迅速控制痛风性关节炎的急性发作
②预防急性关节炎复发
③纠正高尿酸血症，以预防尿酸盐沉积造成的关节破坏及肾脏损害
④手术剔除痛风石，对毁损关节进行矫形手术，以提高生活质量

第三节　痛风的非药物治疗

　　痛风的非药物治疗主要是改变生活方式（饮食和运动），是痛风治疗的基础，和药物治疗同等重要。痛风作为一种需要终生控制的疾病，改变生活方式是改善痛风的首选干预措施，对非药物治疗的重视程度在一定程度上决定了痛风的预后。

一、膳食营养干预

1. 控制总能量摄入，保持适宜体重

　　流行病学和临床研究显示，肥胖是痛风的独立危险因素，痛风患者中，大约有50%的人超重或肥胖。因此，对于超重、肥胖的患者应限制总能量的摄入，以保持适宜体重，最好能低于理想体重的10%～15%。能量供给一般不超过25～30kcal/（kg·d）。减重应循序渐进，切忌减得过快，一般每周减少0.5～1kg为宜，以防能量供给不足导致体内脂肪分解产生酮体等酸性代谢产物，抑制尿酸排出，诱发痛风急性发作。

2. 适量蛋白质

　　蛋白质的供给量应占总能量的10%～15%，或按0.8～1g/（kg·d）计算。优先选择牛奶、奶酪、鸡蛋或植物蛋白。

3. 适量碳水化合物

碳水化合物是能量的主要来源，可防止脂肪组织分解产生酮体，增加尿酸排泄，应占总能量的 55% ～ 65%。但果糖可增加腺嘌呤核苷酸的分解，加速尿酸合成，因此应限制果糖的摄入。宜选择低 GI 的食物，全谷物应占全日主食的 1/3 以上。

4. 低脂

脂肪可减少尿酸排泄，应适量限制，占总能量的 20% ～ 25%。限制脂肪摄入同时有利于减少总能量的摄入，减轻体重。

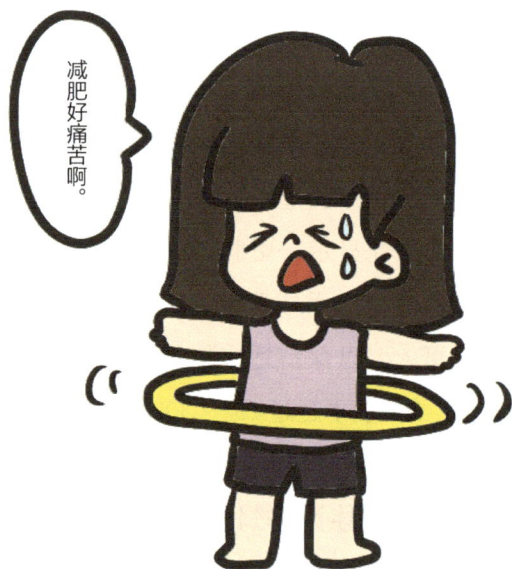

5. 充足的维生素和矿物质

维生素 B 族和维生素 C 可促进组织中尿酸排泄，应足量供给。蔬菜、水果、牛奶等含有较多的钾、钙、镁等矿物质，可碱化尿液，增加尿酸在尿液中的可溶性。

6. 充足的水分摄入

充足的水分摄入有利于尿酸的排出，预防尿酸性肾结石。对于心肾功能正常的痛风患者，每天饮水量不少于 2000mL，约 10 杯以上，如合并有肾结石的最好在 3000mL 以上。为防止尿液浓缩，睡前和夜间也应适量饮水。水分摄入以白开水、淡茶水等为主，避免含糖饮料。

7. 戒酒

酒精不仅增加尿酸合成，而且使血乳酸浓度升高，抑制肾小管分泌尿液，造成肾脏排泄尿酸减少。近年来研究发现，痛风与喝酒的相关性不仅与饮酒量有关，而且与酒的类型也有关。啤酒与痛风的相关性最强，烈性酒次之，中等量以下的红酒并不增加痛风的危险性。啤酒中含有大量嘌呤，且以鸟嘌呤核苷为主。鸟嘌呤核苷比其他核苷、核苷酸或者碱基更易被人体吸收。

8. 注意烹调方法

因嘌呤易溶于水，故肉类食物烹调前应先加水煮沸，弃汤后再烹调，可大大减少嘌呤摄入量。除此之外，应注意部分刺激性调味品如辣椒、胡椒、芥末等的使用，因其可兴奋自主神经，可能诱发痛风急性发作，应尽量避免使用。

9. 培养良好的饮食习惯

规律饮食，一日三餐，或少量多餐。忌暴饮暴食或随意漏餐。

10. 避免高嘌呤食物

尽管高尿酸血症的发生主要是由于内源性代谢紊乱所致，但有研究报道，限制饮食的嘌呤摄入量可大大降低急性痛风性关节炎的发作。一般人日常膳食嘌呤摄入量为 600 ～ 1000mg。痛风急性发作期，禁食一切肉类和嘌呤含量丰富的食物，禁酒，可选择牛奶、鸡蛋、精制谷类及嘌呤含量低的蔬菜、水果，大量饮水。痛风缓解期，在食物的选择上禁止食用第一类高嘌呤食物，禁酒，限量选择第二类中嘌呤食物，其中肉禽鱼类每天限制在 100 克内，同时注意肉类用焯烫弃汤烹调方法，第三类低嘌呤食物可任意选择。

第一类：嘌呤含量高的食物

（每 100g 食物嘌呤含量为 150 ～ 1000mg）

类别	品种
畜禽肉类	鸭肝、鹅肝、鸡肝、猪肝、羊肝、牛肝、鸭胗、鸡胗、猪肺、鹅心、猪肚、猪腰、猪胰、猪心、鸡胸肉、乌鸡肉
水产类	贻贝、干虾仁、鲭鱼、生蚝、泥鳅、皮皮虾、鱿鱼、扇贝、江虾、海鲈鱼、小虾米、八爪鱼、干贝、河蟹、青虾、蚬、龙虾、小龙虾、干鲍鱼、三文鱼、鲜贝、刀鱼、黄花鱼、鲫鱼、鱼肝
菌藻类	干鲍鱼菇、干紫菜、干花菇、干茶树菇、干竹荪、干姬松茸、干猴头菇、干木耳、干海苔
干豆类及其制品	蚕豆、黄豆、绿豆、眉豆、黑豆、腐竹、豆皮、红小豆
调味品	鸡精、酵母
肉汤	各种肉、禽的浓汤和清汤

第二类：嘌呤含量较高的食物

（每 100g 食物嘌呤含量为 50 ～ 150mg）

类别	品种
禽畜肉类	兔肉、猪肉、猪手、牛肉、叉烧、羊肉、牛蛙腿肉、烧鹅、烧鸭

续表

类别	品种
水产类	蛏子、鲢鱼、草鱼、河鲈鱼、金昌鱼、武昌鱼、鳝鱼、罗非鱼、鲤鱼、鲑鱼、鳗鱼、甲鱼、鲜鲍鱼、海螺、沙丁鱼、鳕鱼、多宝鱼、银雪鱼
菌藻类	干裙带菜、干银耳、鲜杏鲍菇、鲜平菇、干鸡腿菇、鲜金针菇、鲜口磨、鲜猴头菇
干豆类及其制品	白芸豆、花芸豆、纳豆、干豆腐（南豆腐）
坚果类	熟花生、熟腰果、熟松子、熟开心果、熟白芝麻、熟南瓜子、熟榛子
谷薯类	黑米、燕麦、糯米、面包
蔬菜类	豌豆、西兰花
调味品	豆瓣酱、海鲜酱油

第三类：嘌呤含量很少的食物

（每 100g 食物嘌呤含量 < 50mg）

类别	品种
禽畜肉类	猪血、牛蹄筋
水产类	银鱼、泡发海参、海蜇丝、鲜海参
菌藻类	鲜茶树菇、鲜香菇、发木耳、鲜鸡腿菇、海带根
干豆类及其制品	豆浆、水豆腐（北豆腐）
蛋类	鸡蛋、鸭蛋、鹅蛋、鹌鹑蛋
乳类	鲜奶、酸奶、奶粉、奶酪、炼奶
坚果类	熟大杏仁、熟黑芝麻、熟核桃、熟碧根果、熟葵花子、熟夏威夷果
谷薯类	大麦、花卷、全麦粉、富强粉、大米、糙米、荞麦、红米、粳米、馒头、面粉、挂面、小米、高粱米、紫薯、红薯、土豆、木薯、粉条

续表

类别	品种
蔬菜类	豇豆角、菜花、豆角、大葱、黄豆芽、南瓜、四季豆、茭白、空心菜、香芋、芥兰、菜心、番茄、胡萝卜、生菜、山药、茼蒿、丝瓜、大白菜、茄子、油麦菜、莴苣、苦瓜、黄瓜、莲藕、白萝卜、菠菜、尖椒、青椒、芹菜、冬瓜
水果类	橙、橘子、苹果、梨、桃、香蕉、火龙果、桃、杧果、菠萝、杨梅
其他	枸杞子、红枣、蜂蜜、咖啡、可可、巧克力、糖及糖果等

二、身体活动干预

运动对痛风患者非常重要。规律运动可以预防痛风的发作，减少内脏脂肪，降低胰岛素抵抗，减轻体重。

虽然运动对痛风患者有一定好处，但必须注意以下几点。

（1）在运动前须进行有关检查，然后在医生的指导下，根据自己的身体状况选择合适的运动。

（2）运动类型：运动可分为有氧运动和无氧运动两种。进行有氧运动时，尿酸值下降，而无氧运动时，尿酸值上升。无氧运动不但导致尿酸产生增加，同时会减少肾脏排泄尿酸。因此，痛风患者须选择中低强度的有氧运动。

（3）运动强度：运动应循序渐进，开始运动时，应从低运动量开始，随体力增强不断增加运动量。一般以中等强度运动的有氧运动为宜，如快步走、短距离慢跑、骑自行车、游泳等，以出微汗为宜，避免剧烈和对体力消耗大的运动，如足球、篮球、长跑、长距离游泳、登山等。

（4）运动时间：建议每天进行 0.5 ～ 1 小时的运动。

（5）运动锻炼应持之以恒，但在痛风急性发作期应停止运动，即使轻微的关节炎发作也应中止锻炼运动，直至完全恢复后再重新开始规律锻炼。

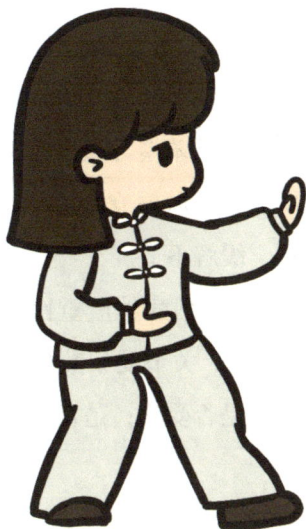

打太极拳

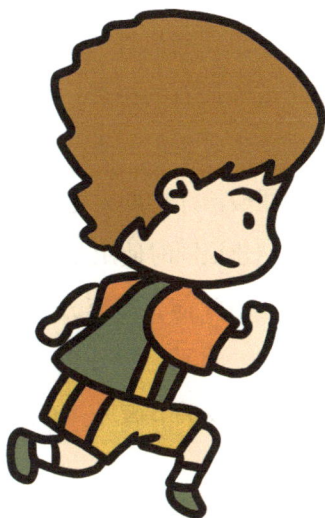

慢跑

第四节　痛风的西医疗法

对于急性痛风性关节炎发作较为频繁（＞2次/年），有慢性痛风关节炎或痛风石的患者，推荐进行降尿酸治疗。抑制尿酸生成的药物，包括别嘌醇或非布司他；促进尿酸排泄的药物，包括苯溴马隆。痛风患者在降尿酸治疗初期，建议使用秋水仙碱预防急性痛风关节炎复发。急性发作期建议同时使用非甾体抗炎药控制疼痛，缓解不适。

痛风治疗前，需充分了解有无继发因素，并评估病情严重性，包括：血尿酸水平、24小时尿尿酸水平；疼痛程度、关节受累数目及是否反复发作及关节破坏；有无可见痛风石；肾脏是否受累；是否存在其他合并症等。

2019年11月13日在美国风湿年会上发布的《2020痛风临床实践指南（草案）》提示（以下简称2020草案），相对于停药，更推荐无限期使用降尿酸治疗。指南明确指出所谓的疗程就是没有疗程。只要具有降尿酸治疗的指征，有条件推荐发作期间就应开始降尿酸治疗，而不是等急性发作缓解后再开始。

一、急性痛风性关节炎的治疗

卧床休息、抬高患肢，避免负重。暂缓使用降尿酸药物，以免引起血尿酸波动，延长发作时间或引起转移性痛风。

1. 秋水仙碱（colchicine）

秋水仙碱可抑制炎性细胞趋化，对抗炎、止痛有特效，应及早使用，大部分患者于用药后 24 小时内疼痛可明显缓解。但因秋水仙碱治疗剂量与中毒剂量十分接近，除胃肠道反应外，可有白细胞减少、再生障碍性贫血、肝细胞损害、脱发等，有肝肾功能不全者慎用。

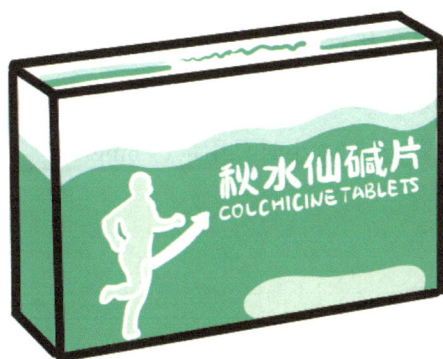

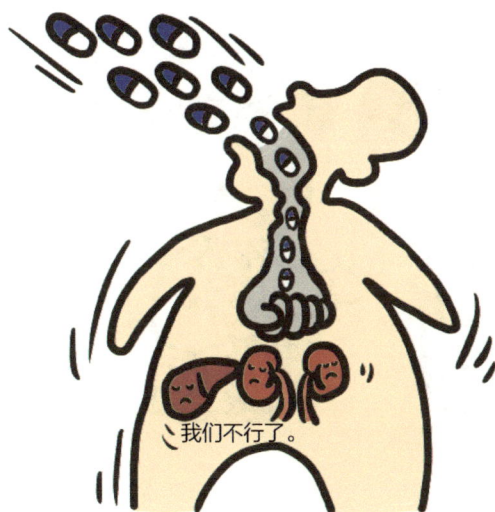

我们不行了。

秋水仙碱是终止痛风发作的特效药，目前临床较为推崇的为小剂量疗法。2020 草案推荐 2 种常见的使用方法：① 0.5mg，每日 3 次，一般用药 12 小时后症状开始减轻，48 小时疗效与非甾体抗炎药相似，其起效较非甾体抗炎药慢，第 1 天可与非甾体类抗炎药合用；②发作 12 小时内首剂 1.2mg，1 小时后再用 0.6mg。与传统用法相比，小剂量疗法在疗效相同的情况下可最大限度减少副作用，对老年人及肾功能较差的患者运用此疗法风险也相对较小。

出现下列 3 个指标之一即应停药：①疼痛、炎症明显缓解；②出现恶心、呕吐和腹泻等；③ 24 小时总用量达 6mg。

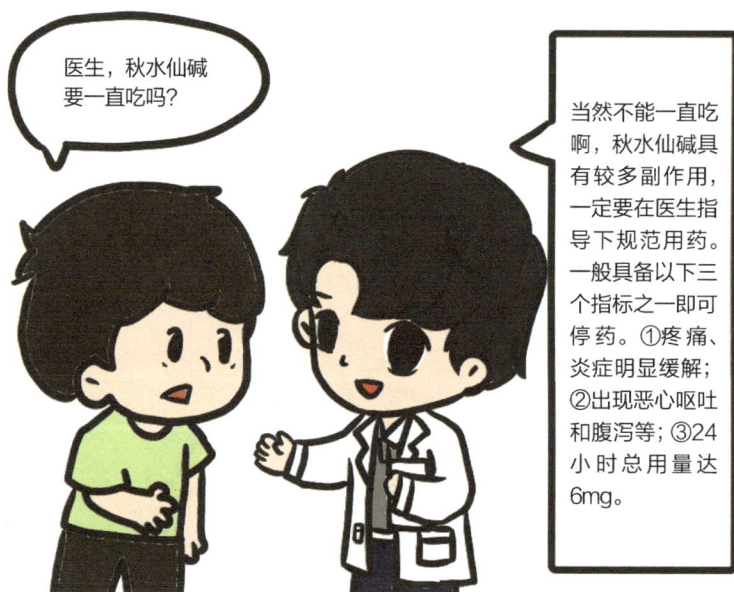

医生，秋水仙碱要一直吃吗？

当然不能一直吃啊，秋水仙碱具有较多副作用，一定要在医生指导下规范用药。一般具备以下三个指标之一即可停药。①疼痛、炎症明显缓解；②出现恶心呕吐和腹泻等；③24 小时总用量达 6mg。

2020草案特别提及秋水仙碱不要按说明书使用，如果使用秋水仙碱，不推荐中国药物说明书推荐的用法，强烈推荐选择低剂量用法（0.5mg，3次/日），而不是大剂量使用。

鉴此，痛风患者应在医生指导下用药！

2. 非甾体抗炎药（NSAIDs）

《中国痛风临床诊治指南》推荐在痛风急性发作期首先使用NSAIDs缓解症状；临床常用的NSAIDs主要有双氯芬酸钠、塞来昔布、依托考昔。最常见的副作用是胃肠道症状，也可能加重肾功能不全，影响血小板功能等。活动性消化道溃疡者禁用。

NSAIDs主张早期和足量使用，即在发作的前1～2天予最大量，待症状得到一定缓解后减至常规量，疗程4～10天。注意NSAIDs之间不得联用！

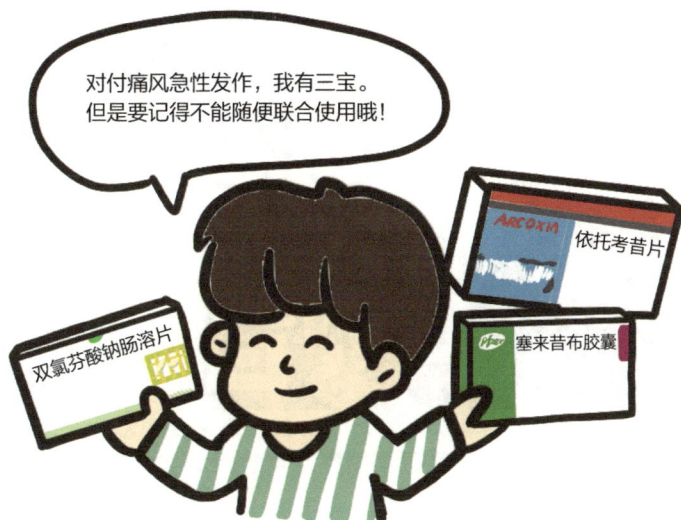

对付痛风急性发作，我有三宝。
但是要记得不能随便联合使用哦！

依托考昔片

双氯芬酸钠肠溶片

塞来昔布胶囊

3. 糖皮质激素

糖皮质激素通常用于秋水仙碱和 NSAIDs 无效或不能耐受者。

用法：泼尼松 0.5mg/kg/d，连服 2 ～ 3 天，之后每 1 ～ 2 天减少 5mg，10 ～ 14 天逐渐减完。短期使用激素的不良反应临床较为少见。

对局限于 1 ～ 2 个关节的持续痛风发作，有时患者疼痛较为剧烈，为快速有效缓解症状，可关节腔内注射长效类激素（如复方倍他米松或曲安奈德）。

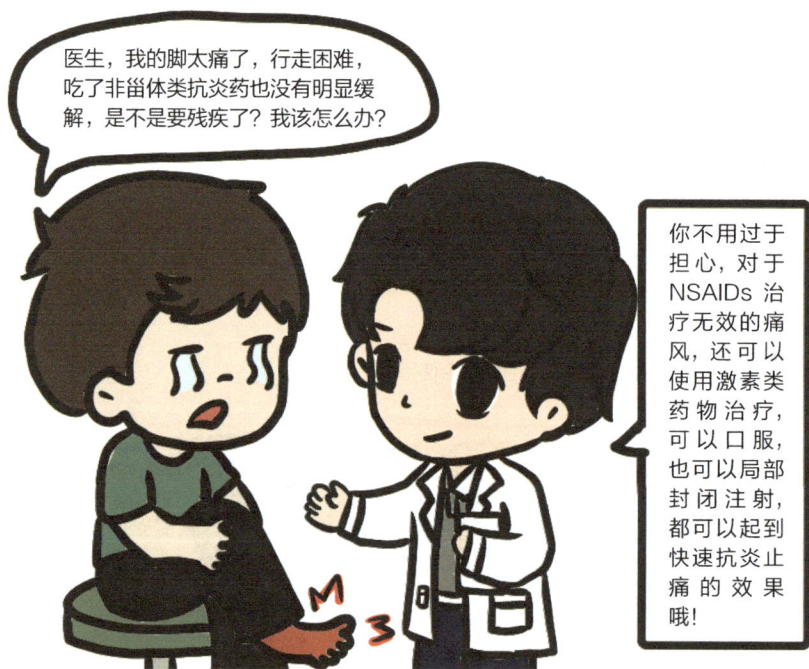

4. 联合用药

对发作时疼痛严重者，可联合用药，如"秋水仙碱＋糖皮质激素"或"秋水仙碱＋NSAIDs"。

但一般不采取"NSAIDs＋糖皮质激素"，因为该方案对胃肠黏膜损害明显，容易导致消化道出血。

注意：无论使用哪一种药物，都应该在医生指导下用药！切勿自行用药！

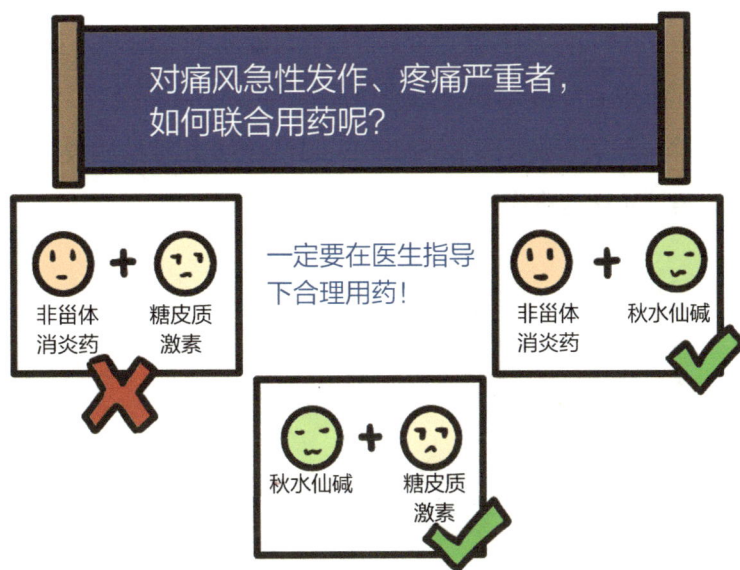

对痛风急性发作、疼痛严重者，如何联合用药呢？

非甾体消炎药 ＋ 糖皮质激素 ❌

一定要在医生指导下合理用药！

非甾体消炎药 ＋ 秋水仙碱 ✅

秋水仙碱 ＋ 糖皮质激素 ✅

二、间歇期和慢性期的治疗

间歇期和慢性期的治疗旨在控制血尿酸于正常水平。

降尿酸药物分为两类，促尿酸排泄药及抑制尿酸生成药，二者均有肯定的疗效。为防止用药后血尿酸迅速降低诱发急性关节炎，应从小剂量开始，逐渐加至治疗量，起效后改为维持量，长期服用，使血尿酸维持在327μmol/L（55mg/L）以下。此外，为防止急性发作，也可在开始使用降尿酸药物的同时，预防性服用秋水仙碱0.5mg，每日1～2次，或使用 NSAIDs。单用一类药物效果不好、血尿酸＞535μmol/L（90mg/L）、痛风石大量形成者可两类降尿酸药物合用。

由于降尿酸期间血尿酸水平的改变可导致组织沉淀的尿酸盐被动员出来，故有时可引起疼痛。

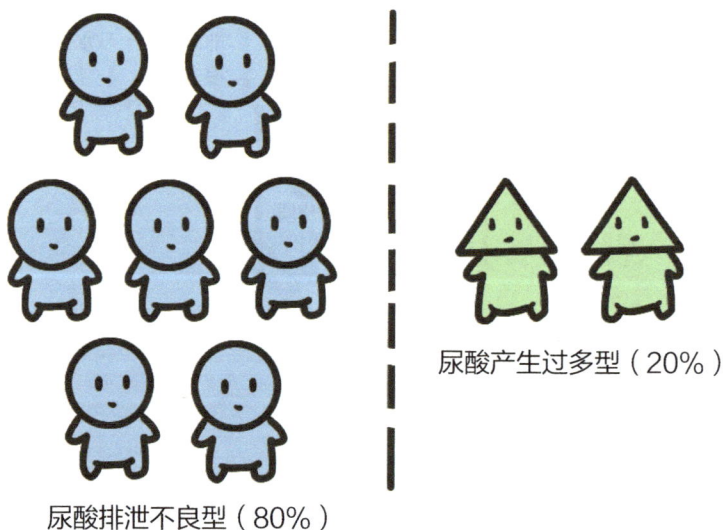

尿酸产生过多型（20%）

尿酸排泄不良型（80%）

1. 促尿酸排泄药

临床上痛风患者多数属于尿酸排泄不良型，达 80% 以上，如下表所示。

类型	尿酸排泄	发生比例
尿酸排泄不良型	< 0.48mg/kg/h	80%
尿酸生成过多型	> 0.51mg/kg/h	10%
混合型	> 0.51mg/kg/h	10%

促尿酸排泄药的原理是抑制近端肾小管对尿酸的重吸收，以利尿酸排泄。由于大多数痛风患者属于尿酸排泄减少型，因此，肾功能正常或轻度异常（内生酐酐清除率 ≤ 30mL/min 时无效）、无尿路结石及尿酸盐肾病的患者可选用下列排尿酸药，但用药期间应服用碱性药物，如碳酸氢钠或碱性合剂，同时大量饮水，增加尿量。

（1）丙磺舒（probenecid）：成人一次 0.25g（1 片），一日两次，1 周后可增至 1 次 0.5g（2 片），一日两次。然而，临床研究发现，此药物可使吲哚美辛、萘普生、青霉素、头孢类药物、甲氨蝶呤、利福平和磺胺类药物毒性增强，肾功能不全者禁用。

（2）苯溴马隆（benzbromarone）：成人每次口服 50mg（1 片），一日 1 次，早餐后服用，长期使用对肾脏没有显著影响，可用于轻中度肾功能不全者，临床上优于丙磺舒。

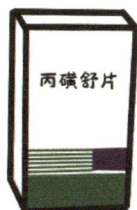

丙磺舒
（probenecid）

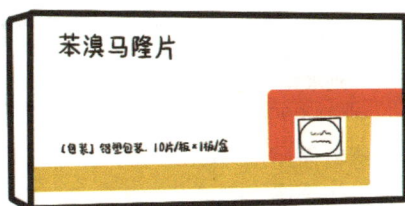

苯溴马隆
（benzbromarone）

（3）苯磺唑酮（sulfinpyrazone）：目前临床较少使用。

2. 抑制尿酸生成的药物（黄嘌呤氧化酶抑制剂）

抑制尿酸生成的药物原理是抑制黄嘌呤氧化酶，阻断黄嘌呤转化为尿酸，减少尿酸生成。此类药用于尿酸产生过多型的高尿酸血症，或不宜使用促尿酸排泄药者，也可用于继发性痛风。

（1）别嘌醇（allopurinol）：主要副作用有胃肠道反应、皮疹、药物热、骨髓抑制、肝肾功能损害等，偶有严重的毒性反应。对于肾功能不全者，应减量使用。应定期检查肝肾功能、血尿常规等。但也有研究发现，别嘌醇可改善合并心脑血管病晚期痛风患者的血管内皮细胞功能。

用法：成人初始剂量一次 50mg，一日 1 ～ 2 次，每周可递增 50 ～ 100mg，至一日 200 ～ 300mg，分 2 ～ 3 次服。每 2 周测血尿酸水平，如已达正常水平，则不再增量，如仍高可再递增。但一日最大量不得超过 600mg。

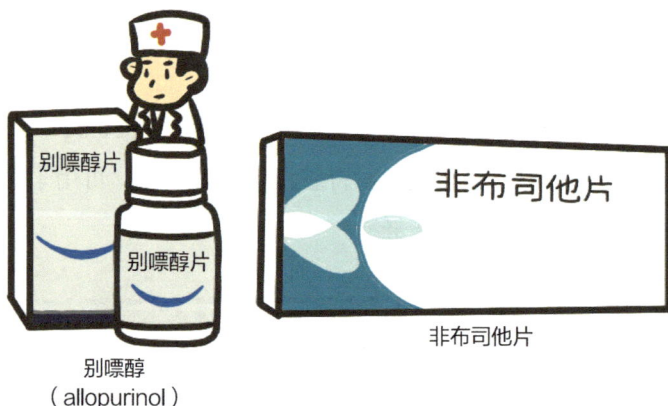

别嘌醇
（allopurinol）

非布司他片

少数患者使用别嘌醇不良反应严重，必须在医生指导下用药。

（2）非布司他：可用于痛风患者高尿酸血症的长期治疗，临床效果良好，但不推荐用于无临床症状的高尿酸血症。

用法：推荐起始剂量为 40mg，一日 1 次。如果 2 周后血尿酸水平仍不低于 360μmol/L，建议剂量增至 80mg，每日 1 次。

3. 促进尿酸分解药物

促进尿酸分解的药物主要包括普瑞凯希和拉布立酶，但因二者价格昂贵，故临床并不常用。

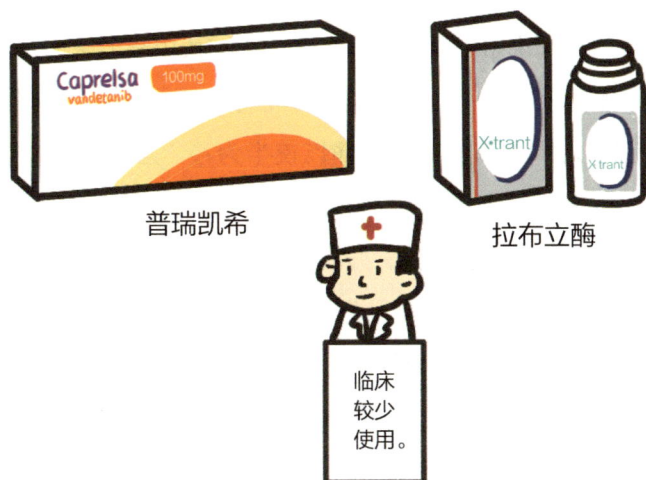

普瑞凯希

拉布立酶

临床较少使用。

由于降尿酸期间血尿酸水平的改变可导致组织沉淀的尿酸盐被动溶解，故有时可引起疼痛。为预防起始阶段的痛风发作，建议同时服用 NSAIDs 或秋水仙碱。

第五节　痛风的中医疗法

一、中药内治法

中医学的痛风说始于李东垣、朱丹溪等古代中医名家，是指广义的历节病。从临床观察，其特征有：以中老年、形体丰腴，或有饮酒史、喜进膏粱肥甘之人为多；关节疼痛以夜半为甚，且有结节，或溃流脂液。朱丹溪认为，其主要病机为湿浊内生，瘀滞经脉，而非寒湿外侵。患者多为形体丰腴、痰湿之体，并有嗜酒、喜啖之好，导致脏腑功能失调，升清降浊无权，痰湿不能泄化，并与血相结为浊瘀，滞留于经脉，则骨节肿痛、关节畸形，甚则溃破，渗溢脂膏。若浊瘀久聚成毒，损及脾肾，初则腰痛、尿血，久则三焦壅塞而成关格危候，即痛风性肾炎的肾功能衰竭之症。凡此皆浊瘀内阻使然，而非风邪作祟，亦非外感寒湿。因此，朱丹溪冠其名为浊瘀痹，似较契合病机。这一独到见解，为痛风的进一步深入研究提供了理论支持。

中医治疗可依据病人的体质状况、病证的分型、医家对本病的认识辨证施治，制定个体化方案，从而达到精准治疗疾病的目的。

中医治疗痛风以泄化浊瘀、调益脾肾为法。痛风之为患，乃缘浊毒瘀结，又与脾肾二脏清浊代谢的紊乱有关。治疗恪守"泄化浊瘀"法则，且贯穿于始终，并择时调益脾肾，标本施治。急性期泄化浊瘀，可以排泄尿酸，消肿止痛；慢性期和间歇期，在此基础上配合调益脾肾，可以恢复和激发机体整体的功能，达到抑制尿酸生成的效果。两者共起降低尿酸、改善内环境的作用。

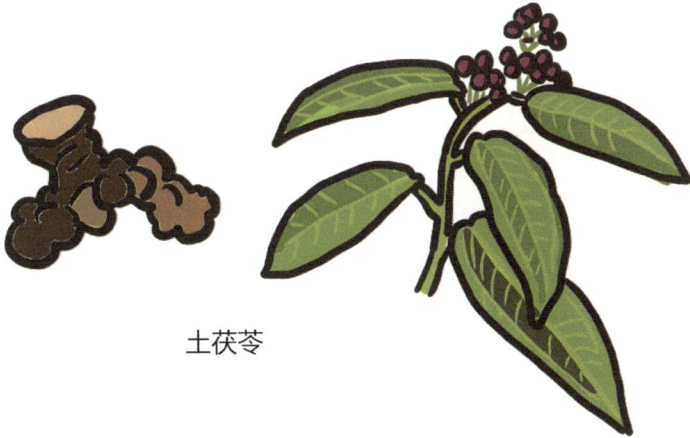

土茯苓

中医治疗痛风最常用的药物有土茯苓、萆薢、薏苡仁、威灵仙、泽兰、泽泻、秦艽、赤芍、桃仁、蚕沙、僵蚕、地龙等。急性发作期，宜重用土茯苓、萆薢以清热祛湿泄浊。

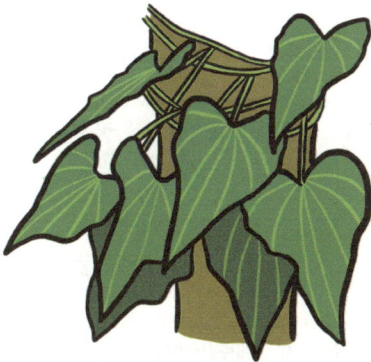

萆薢

薏苡仁

　　若关节红肿热痛者，配伍生地黄、寒水石、知母、水牛角、虎杖等清热通络。

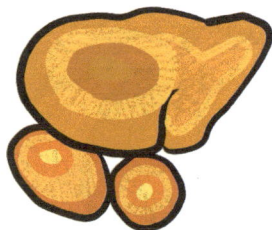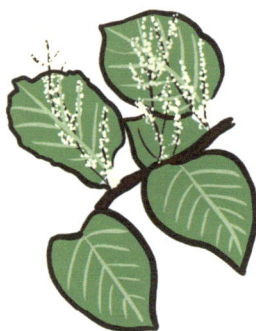

生地黄　　　　　　　　　　　　虎杖

　　若肢节漫肿，畏寒怯冷者，配伍制草乌、桂枝、细辛、淫羊藿、鹿角霜等以温经散寒。

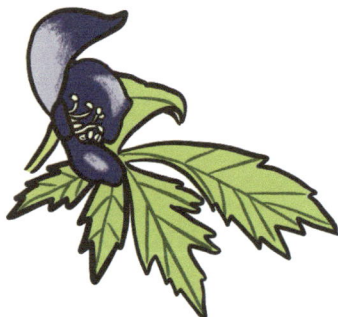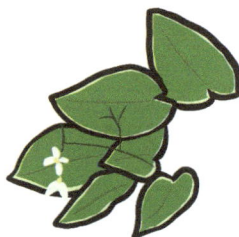

乌头　　　　　　　　　　　　淫羊藿

　　痛甚者加用全蝎、蜈蚣、延胡索、五灵脂化瘀定痛；肿甚者加用僵蚕、山慈姑、车前子、白芥子、胆南星等化痰消肿；关节僵硬者加用蛂蝣、露蜂房等软坚消瘀；慢性期或间歇期加生白术、茯苓、苍术、生薏苡仁、何首乌、女贞子调益脾肾。

二、中医外治法

相较于西医治疗手段，针刺疗法、刺血疗法、灸疗法、中药敷贴疗法等中医外治法，在疗效、安全性方面也有其独到之处。

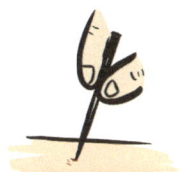

针刺疗法

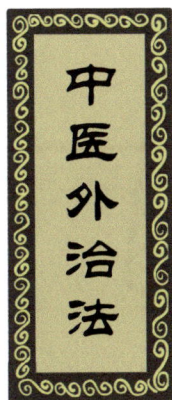

中医外治法

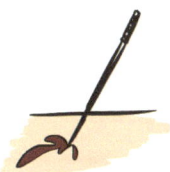

刺血疗法

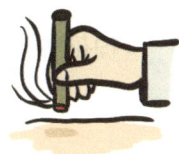

灸疗法

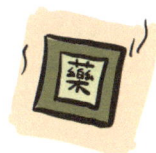

中药敷贴疗法

1. 针刺疗法

（1）针刺：《金匮翼》中记载："脏腑经络，素有蓄热，而复遇风寒湿气客之，热为寒郁，气不得通，久之寒亦化热，则顽痹翁然而闷也。"对湿热郁结型痛风性关节炎的患者常规可采取针刺阴陵泉、足三里、大都、太白、内庭、陷谷、血海、丰隆等穴位的治疗方式，并依据证型的不同酌情加减。针刺不仅可以作为一种主要的治疗

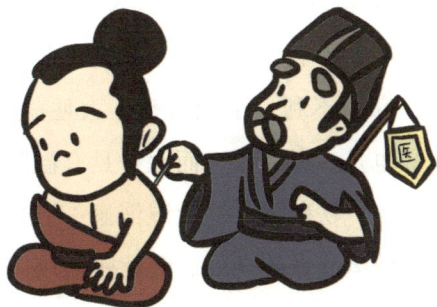

方法，也可以作为辅助法，根据疾病的不同证型或时期配伍不同的穴位，该法可贯穿于整个治疗过程。

（2）电针：电针作为针刺的一种辅助措施，是吸取了现代电子医学的理论以电流借助毫针针体刺激相应的腧穴，具有很好的止痛效果。电针起效的原理主要是通过神经电传导抑制相应的痛觉中枢，不仅能使痛阈提高，还能使机体免疫功能增强，从而达到镇痛的作用。电针疗法在治疗痛风的过程中有良好的镇痛效果。

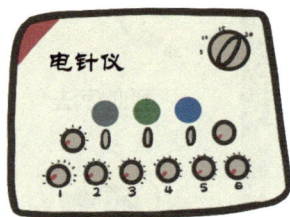
电针

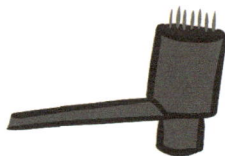
梅花针

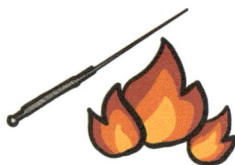
火针

（3）火针：急性痛风性关节炎根据发病原因的不同，大体分为五种证型，其中风寒湿痹型典型症状为关节肿痛，伴有屈伸不利，关节恶寒喜温，肢体重着、麻木不利，小便清长，大便溏薄。舌脉也是一派寒象。而火针具有温阳通络化瘀、祛散风寒、除湿消痹、引毒外泄、助运气血的功效。因此较适用于该证型的治疗。

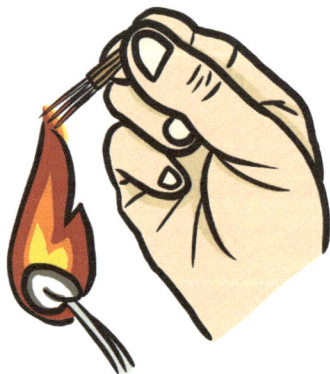

（4）梅花针：有临床研究发现，梅花针对于急性期红肿热痛的缓解效果比较明显。

2. 刺血疗法

刺血疗法也叫放血疗法，是以针刺某些穴位或体表小静脉而放出少量血液的一种治疗方法。现代研究发现，刺血疗法有较好的止痛效果，还能增强免疫力，提高机体抵抗病邪的能力，对血液系统有较好的双向调节作用。通过放出症状较明显的肿胀关节附近的血液，使内部压力明显改善，旧血不去，新血不生，不但可以改善局部循环，还可以促进炎性渗出物的排泄，由此一来，还可有利于淤积尿酸的代谢。

但是由于这种疗法有一定的创伤性，故建议至正规的医疗机构在专业医生指导下进行治疗。

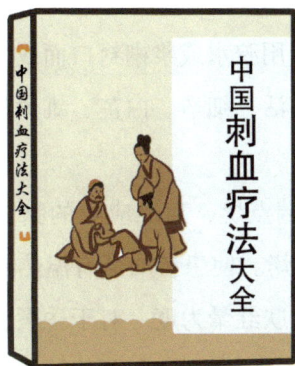

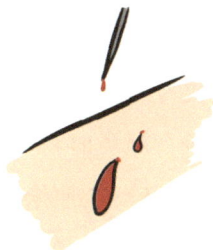

3. 灸疗法

在痛风的治疗过程中，灸法也是中医外治法中较为常见且疗效显著的一种方法。灸法不仅能温通经络、活血化瘀，在操作过程中还使患者的舒适度大大提高，是一种颇受欢迎的治疗方法。该法主要用于治疗寒湿瘀滞型的患者。

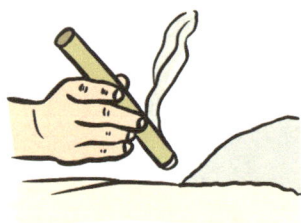
艾条灸

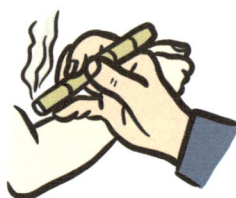
温和灸

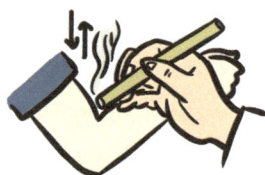
雀啄灸

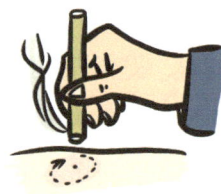
回旋灸

（1）艾灸：又分为以下几种。

1）艾条灸：取纯净细软的艾绒24克，平铺在26厘米长、20厘米宽的细草纸上，将其卷成直径1.5厘米圆柱形的艾卷，要求卷紧，外裹以质地柔软疏松而又坚韧的桑皮纸，用胶水或浆糊封口而成。也有在每条艾绒中渗入肉桂、干姜、丁香、独活、细辛、白芷、雄黄各等分的细末6克，则成为药条。

①温和灸：施灸时将艾条的一端点燃，对准应灸的腧穴部位或患处，约距皮肤1.5～3厘米，进行熏烤。使患者局部有温热感而无灼痛为宜，一般每处灸5～7分钟，至皮肤红晕为度。对于昏厥、局部感觉迟钝的患者，医者可将中、食二指分开，置于施灸部位的两侧，这样可以通过医者手指的感觉来测知患者局部的受热程度，以便随时调节施灸的距离和防止烫伤。

②雀啄灸：施灸时，艾条点燃的一端与施灸部位的皮肤不固定在一定距离，而是像鸟雀啄食一样，一上一下活动地施灸。另外也可均匀地上、下或向左右方向移动或反复地旋转施灸。

③回旋灸：艾条点燃的一端距皮肤1.5～3厘米，艾灸条在皮肤上

做顺时针或逆时针转动。

（2）温针灸：是针刺与艾灸相结合的一种方法，又称针柄灸。即在留针过程中，将艾绒搓团捻裹于针柄上点燃，通过针体将热力传入穴位。每次燃烧枣核大艾团1～3团。本法具有温通经脉、行气活血的作用，适用于寒盛湿重、经络壅滞之证，如关节痹痛、肌肤不仁等。

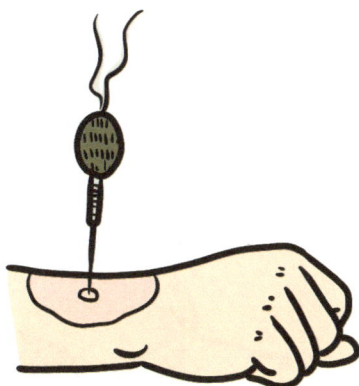

温针灸

（3）直接灸：直接灸可分为化脓灸、非化脓灸，是将大小适宜的艾炷，直接放在皮肤上施灸。若施灸时将皮肤烧伤化脓，愈后留有瘢痕者，称为瘢痕灸。若不使皮肤烧伤化脓，不留瘢痕者，称为无瘢痕灸。

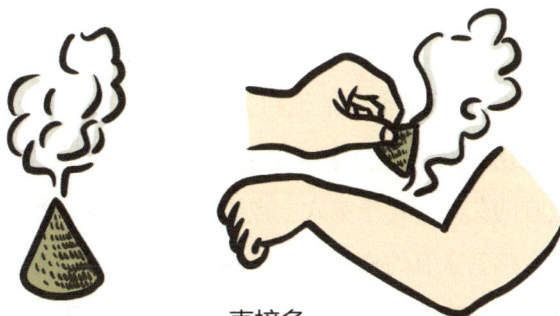

直接灸

1）瘢痕灸：又名化脓灸，施灸时先在所灸腧穴部位涂少量的大蒜汁，以增加黏附和刺激作用，然后将大小适宜的艾炷置于腧穴上，用火点燃艾炷施灸。每壮艾炷必须燃尽，除去灰烬后，方可继续易炷再灸，待规定壮数灸完为止。施灸时由于火烧灼皮肤，因此可产生剧痛，此时可用手在施灸腧穴周围轻轻拍打，借以缓解疼痛。在正常情况下，灸后 1 周左右，施灸部位化脓形成灸疮，5 ～ 6 周，灸疮自行痊愈，结痂脱落后而留下瘢痕。该法临床上常用于治疗哮喘、肺结核、瘰疬等慢性疾病。

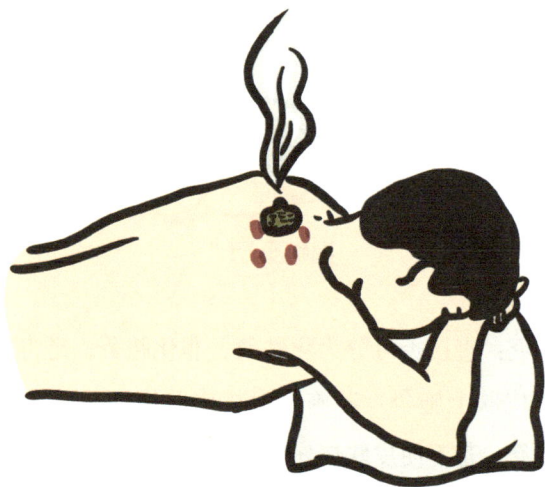

瘢痕灸
（注：由专业医师操作）

2）无瘢痕灸：无瘢痕灸包括温和灸、轮换灸、雀啄灸、回旋灸。

施灸时先在所灸腧穴部位涂以少量的凡士林，以使艾炷便于黏附，然后将大小适宜的艾炷，置于腧穴上点燃施灸，当灸炷燃剩五分之二或四分之一而患者感到微有灼痛时，即可易炷再灸。若用麦粒大的艾炷施灸，当患者感到有灼痛时，医者可用镊子柄将艾炷熄灭，然后继续易位再灸，按规定壮数灸完为止。一般应灸至局部皮肤红晕而不起疱为度。

因其皮肤无灼伤，故灸后不化脓，不留瘢痕。一般虚寒性疾患，均可用此法。

（4）电子艾灸：包括磁疗、远红外理疗等技术。电子艾灸实现了智能操作、控温控时、无烟无火、定向导入、透皮吸收、多穴同灸等功能，完全具备传统艾炷灸、艾条灸的功能，并可实施直接灸、间接灸、温针灸等一系列灸法，使用针对不同疾病的特色灸片效果更佳，还弥补了传统艾灸烟熏火燎、灰烬烫伤、操作不便、效率低下等不足，是传统灸法革命性的创新！如电子艾灸仪便是采用电子艾灸之法。

（5）温管灸：是用苇管（或竹管）作为灸器向耳内施灸的一种方法。因用苇管作为灸具，所以也称苇管灸。此法首载于孙思邈所撰之《备急千金要方》："以苇筒长五寸，以一头刺耳孔中。四畔以面密塞之，勿令气泄。一头内大豆一颗，并艾烧之令燃，灸七壮。"古代医家主要以此法用于中风的治疗。现代不仅在灸具的制作上有较大改进，治疗病证亦有所扩展。另外，还出现了一种肛管灸法，亦属温管灸法。

（6）温灸器灸：是用金属等材质特制的一种圆筒灸具进行施灸，故又称温筒灸。常见灸器有铜制灸器、不锈钢灸器、竹制灸器，其筒底有尖有平，筒内套有小筒，小筒四周有孔。施灸时，将艾绒或加掺药物，装入温灸器的小筒，点燃后，将温灸器之盖扣好，即可置于腧穴或应灸部位，进行熨灸，以所灸部位的皮肤红润为度。此法有调和气血、温中散寒的作用。

（7）间接灸：也叫隔物灸，包括隔姜灸、隔蒜灸、隔盐灸、隔饼灸、黄蜡灸、硫磺灸等。此法是用药物将艾炷与施灸腧穴部位的皮肤隔开，进行施灸的方法。

1）隔姜灸：在明·杨继洲的《针灸大成》即有记载："灸法用生姜切片如钱厚，搭于舌上穴中，然后灸之。"之后在明·张景岳的《类经图翼》中提到治疗痔疾"单用生姜切薄片，放痔痛处，用艾炷于姜上灸三壮，黄水即出，自消散矣"。该法在清·吴尚先的《理瀹骈文》和李学川的《针灸逢源》等书籍中有亦有载述。现代由于取材方便，操作简单，已成为最常用的隔物灸法之一。灸治方法与古代大体相同，亦有略加改进的，如在艾炷中增加某些药物或在灸片下面先填上一层药末，以加强治疗效果。

操作方法：取生姜一块，选新鲜老姜，沿生姜纤维纵向切取，切成厚约 0.2 ～ 0.5cm 厚的姜片，大小可据穴位部位所在和选用的艾炷的大小而定，中间用三棱针穿刺数孔。施灸时，将其放在穴区，置大或中等艾炷放在其上，点燃。待患者有局部灼痛感时，略略提起姜片，或更换艾炷再灸。一般每次灸 5 ～ 10 壮，以局部潮红为度。灸毕用正红花油涂于施灸部位，一是防皮肤灼伤，二是增强艾灸活血化瘀、散寒止痛功效。亦有针灸工作者采用隔姜灸行化脓灸法，对某些病证有较好的效果。其施灸方法及灸后护理可参照化脓灸法。

2) 隔蒜灸：又称蒜钱灸。本法首载于《肘后备急方》。而隔蒜灸一名，则最早见于宋·陈自明的《外科精要》。古人主要以此法用于治疗痈疽，宋代医家陈言在所撰《三因极一病证方论》卷十四中有较详细的论述：痈疽初觉"肿痛，先以湿纸复其上，其纸先干处即是结痈头也……大蒜切成片，安其送上，用大艾炷灸其三壮，即换一蒜，痛者灸至不痛，不痛者灸至痛时方住。"该书还提到另一种隔蒜灸法，即隔蒜泥饼灸："若十数作一处者，即用大

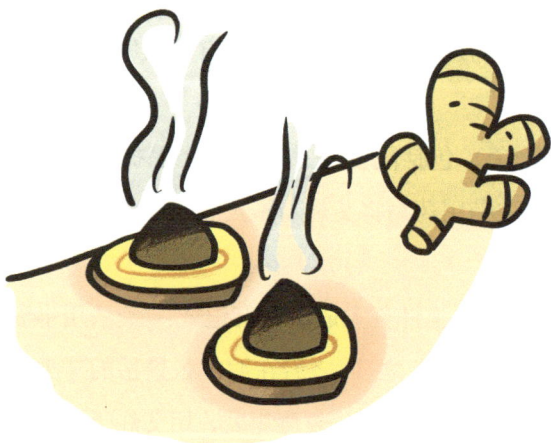

蒜研成膏作薄饼铺头上，聚艾于饼上灸之。"《类经图翼》中又作进一步的发挥："设或疮头开大，则以紫皮大蒜十余头，淡豆豉半合，乳香二钱，同捣成膏，照毒大小拍成薄饼，置毒上铺艾灸之。"发展成隔蒜药饼灸法。

现代在灸治方法上基本沿袭古代，有医者将其发展为铺灸（将作专节论述）；在治疗范围上则有所扩大，如用以治疗肺结核及疣等皮肤病证。

操作方法：分隔蒜片灸和隔蒜泥灸两种。

①隔蒜片灸：取新鲜独头大蒜，切成厚约 0.1 ～ 0.3cm 的蒜片，用针在蒜片中间刺数孔。放于穴区，上置艾炷施灸，每灸 3 ～ 4 壮后换去蒜片，继续灸治。

②隔蒜泥灸：以新鲜大蒜适量，捣如泥膏状，制成厚 0.2 ～ 0.4cm 的圆饼，大小按病灶而定。置于选定之穴区按上法灸之，但中间不必更换。

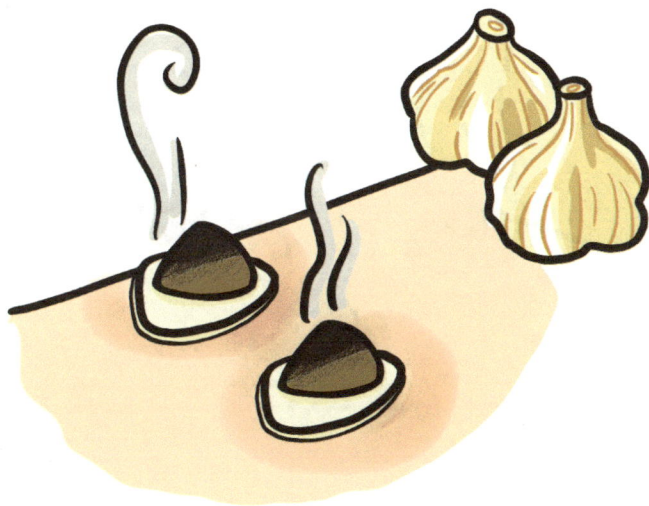

3）隔盐灸：也是临床上常用的隔物灸之一。该法最早载于《肘后备急方》，主张用食盐填平脐窝，上置大艾炷施灸，用以治疗霍乱等急症。后世的医籍《备急千金要方》《千金翼方》及元·危亦林的《世医得效方》等都有介绍。如《本草纲目》卷十一"霍乱转筋，欲死气绝，腹有暖气者，以盐填脐中，灸盐上七壮，即苏"，"小儿不尿，安盐于脐中，以艾灸之"。现代在施灸的方法上有一定改进，如在盐的上方或下方增加隔物；治疗的范围也有相应的扩大，已用于多种腹部疾病及其他病证的治疗。

操作方法：令患者仰卧，暴露脐部。取纯净干燥之细白盐适量，可炒至温热，纳入脐中，使与脐平。如须再隔其他药物施灸，一般宜先填入其他药物（药膏或药末），再放盐。然后上置艾炷施灸，至患者稍感烫热，即更换艾炷。为避免食盐受火爆裂烫伤，可预先在盐上放一薄姜片再施灸。一般灸3～9壮，但对急性病证则可多灸，不拘壮数。

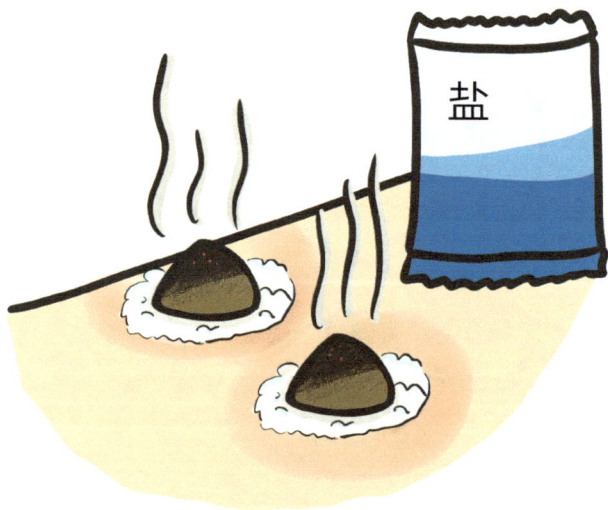

4）隔附子饼灸：将附子研成粉末，用酒调和做成直径约 3 厘米、厚约 0.8 厘米的附子饼，中间以针刺数孔，放在应灸腧穴或患处，上面再放艾炷施灸，直到灸完所规定壮数为止。多用治疗命门火衰而致的阳痿、早泄或疮疡久溃不敛等症。

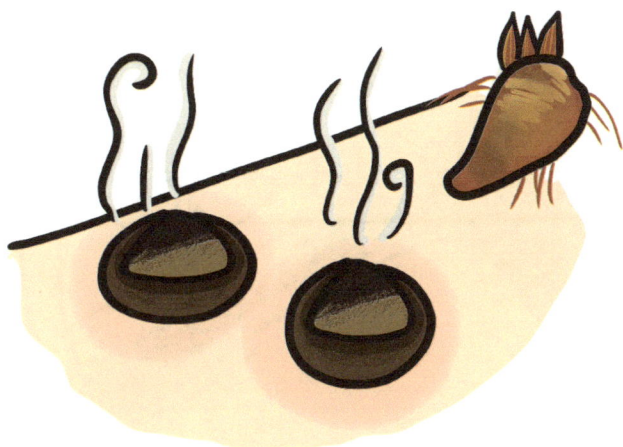

（10）实按灸

在艾条的基础之上，加入了某些特殊的药物。用法与《寿域神方》所记载的艾条灸法类似，在酒精灯上点燃雷火神针，叠加 10 层纱布放在穴位上。刚开始布凉，火要吹红，将燃着的一端直接按在穴位上，稍留 1～2 秒钟，提起，吹去灰，再按，重复几次，纱布热了，不需吹火。因布层较厚，隔热不起疱，穴位处觉热很舒服。

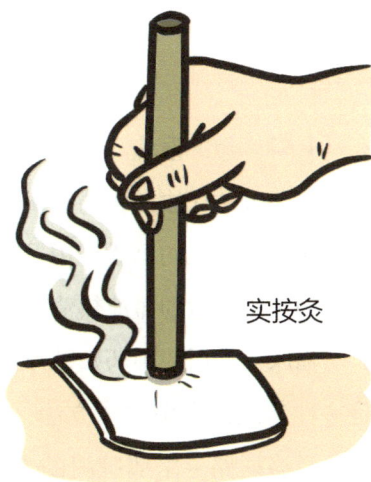

实按灸

（11）新铺灸

新铺灸是在传统长蛇灸的基础上演变而来的，同时它又吸取了隔姜灸、隔药灸之精华。将传统的姜片改成姜泥，加中药十余种，艾绒中又加中药，共同发挥作用，芳香走窜，穿筋透骨，相得益彰。温热舒适不起疱，功效强劲，施灸范围最大、穴位最多、时间最长、效果最佳。

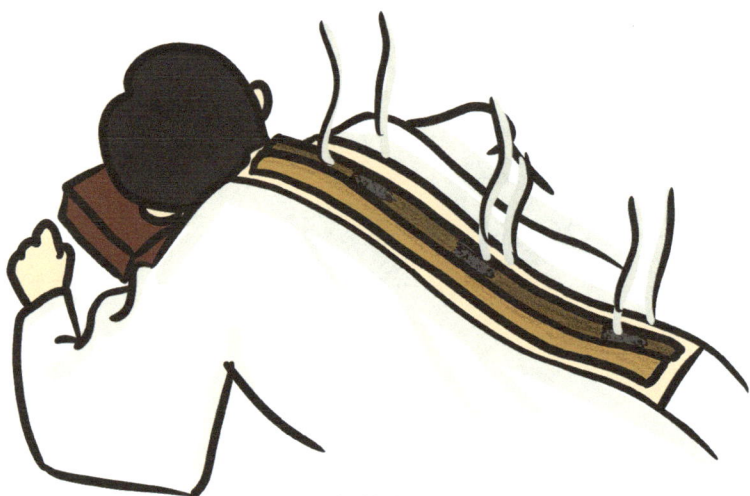

新铺灸

4. 中药敷贴疗法

中药敷贴疗法是将药物研成粉末贴敷于穴位或患部，药物中的有效成分通过对穴位的刺激作用及经皮吸收直接作用于经络，从而发挥外敷内调的作用，达到血凉热清、肿消痛止之功效。

临床上常用的中药敷贴疗法是四黄水蜜冷敷。中药四黄水蜜外敷法是一种传统的中医治疗方法，主要通过"透皮吸收"理论，经体表穴位－经络通路－络属脏腑的方式加以传递，从而达到治疗急性痛风性关节炎的目的。四黄水蜜的主要组成为大黄、黄芩、黄柏和黄连，加入蜂蜜。该药物有凉血通络、清热解毒、缓解局部症状等效果，治疗因湿热型病证所引致的疼痛效果尤为显著。通过热敷的方式，能全面改善病患局部血液循环，全面提升白细胞吞噬能力，加强机体修复能力，强化血管通透性。药物经皮肤渗透后，直接进入发病位置起到治疗作用。

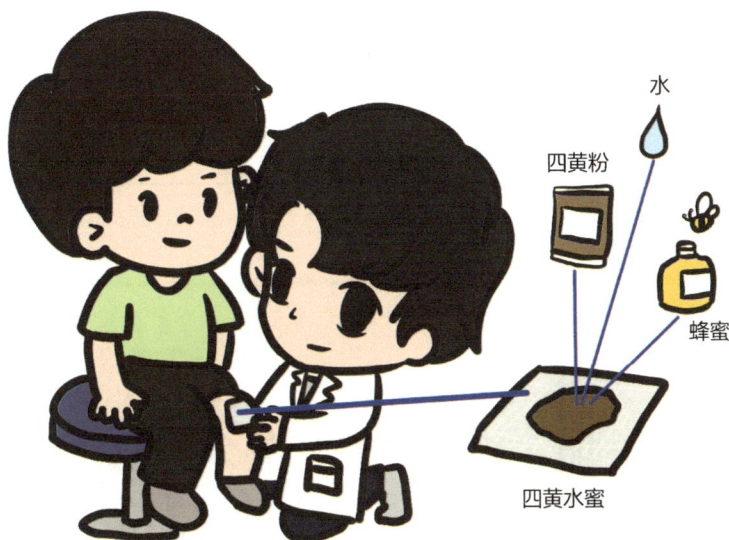

5.冰敷疗法

"寒者热之，热者寒之"，急性痛风发作期运用冰敷疗法可以减缓组织胺的释放，减轻组织对疼痛的敏感性，减轻微循环及周围组织的渗出和肿胀，可有效缓解疼痛。相比其他疗法，该法操作简便，副作用极小。痛风急性发作期切忌进行按摩和热敷，二者皆会加剧局部肿胀及疼痛。简便操作方法如下。

冰敷疗法简便操作方法

部位	疼痛或者肿胀发生的部位
材料	冰水混合物最好（将冰块和冷水按 1∶1 进行配比可制成冰水混合物），其次是例如冰棒、化学性冰袋、冷水等
时间	每次 20 ～ 30 分钟（基本上 30 分钟后冰块基本融化）
频率	每冰敷一次中间可间歇 10 分钟
疗程	可反复多次冰敷

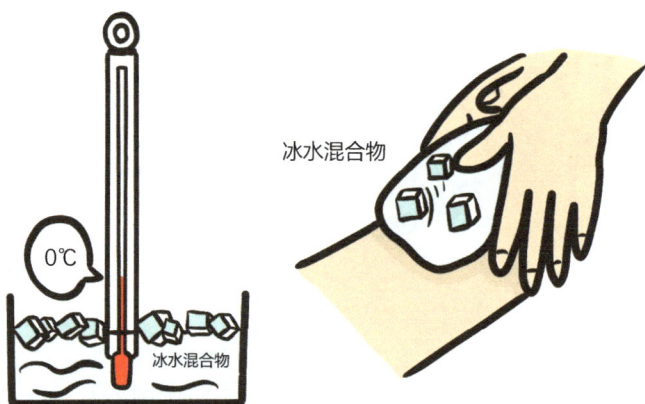

0℃

冰水混合物

冰水混合物

第六节　痛风治疗的误区

　　目前虽尚无根治痛风的方法，但也是可防可治可控的。只要患者遵从医嘱，坚持自我保健与合理治疗，便可将痛风稳定在可控范围内。

　　原发性痛风缺乏病因治疗，因此不能根治，但只要在日常生活中注意控制饮食，保持良好的生活习惯，合理用药，可基本避免痛风复发，达到"临床治愈"。痛风治疗是场"硬仗"，须做好与痛风"持久战"的心理准备。除了药物治疗外，更需要注重生活方式的改变，严格控制高嘌呤食物的摄入，适度运动，多饮水，碱化尿液等。

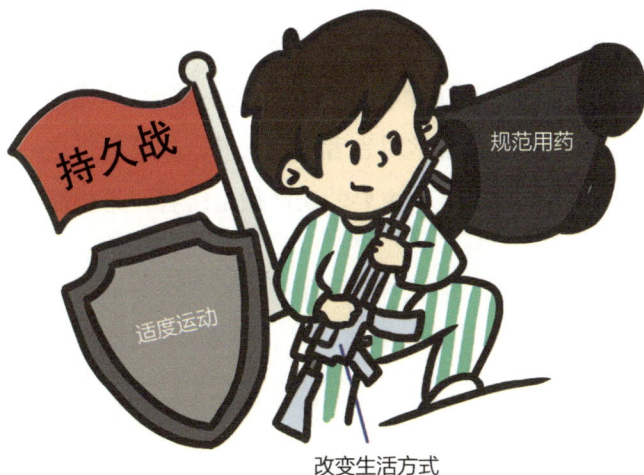

改变生活方式

降尿酸药物应从小剂量逐步递增。骤然使用大剂量降尿酸药物，引发尿酸骤然下降，可能引起痛风发作。尽管此时血液的尿酸水平减少了，但体内骨关节、内脏里面长年累月蓄积了很多尿酸，身体整体的尿酸负担并没有明显减轻。使用降尿酸药物需要坚持不懈，长时间将血尿酸控制在合理的低水平，促使骨关节、内脏的尿酸逐渐释放、排泄出来，从而真正减少痛风发作，保护心、脑、肾。经过正规的降尿酸治疗，绝大多数患者可将药物逐渐减少至最小剂量维持治疗。也有部分患者停药后通过饮食、运动等生活综合管理可维持较好的血尿酸水平。然而，也有部分患者一旦减药，血尿酸就会反弹，此类患者尤其需要长期治疗剂量的维持。通常来说，疾病病程越长，体内痛风石越多，治疗所需的时间就会越长，甚至需要终身服药。

痛风治疗的关键是到正规医院得到正确的治疗和指导，切忌有病乱投医，方能达到最好的防治效果。在当今发达的网络信息时代，人们可以便捷地在网上获取与痛风治疗相关的信息，然而，"成也萧何败也萧何"，网络上繁多信息也常常对患者造成误导，故笔者借这一章节对患者在痛风治疗过程中的14个主要的误区做出解答，希望能解决患者的部分疑惑。

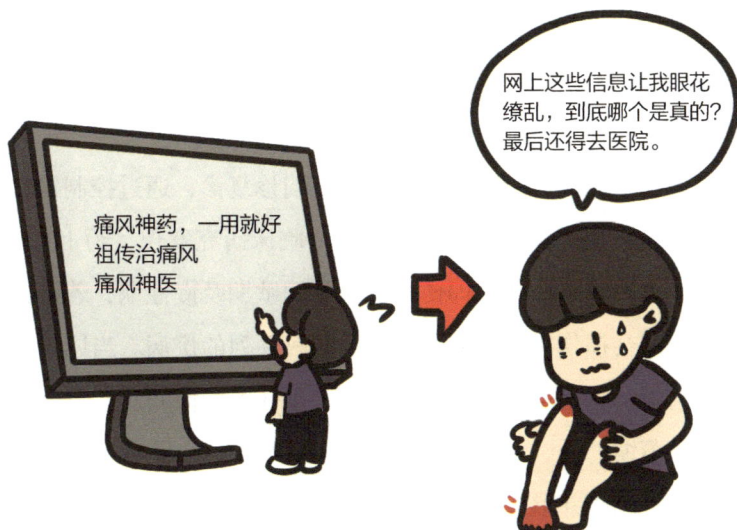

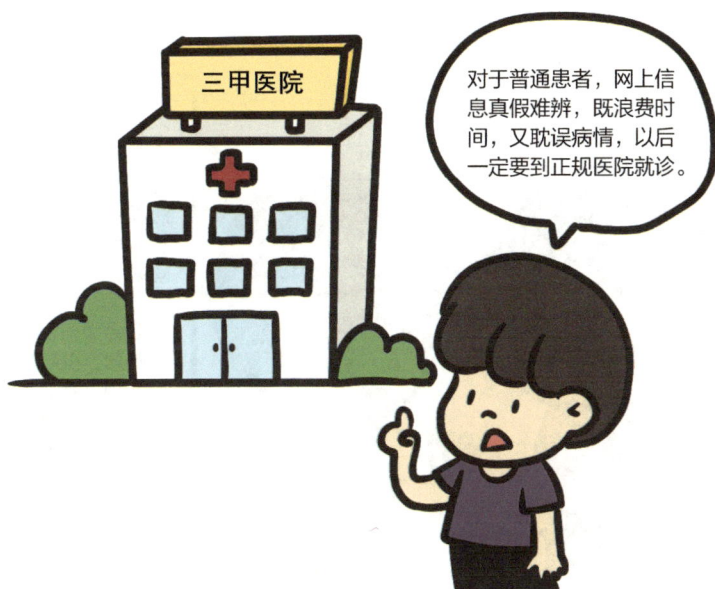

误区 1：痛风不发作是不是就可以不去管它？

一旦确诊了痛风，就需要定期到医院门诊复诊，通过控制饮食、服用降酸药物，将血尿酸控制在正常水平。临床研究发现，约 1/3 患者在痛风病程中出现肾脏症状。即便在痛风的间歇期及慢性期，若血尿酸水平过高，依旧会损伤机体其他脏器，引起一系列的疾病。当尿酸盐结晶沉积于肾组织，特别是肾髓质和锥体部，可导致慢性间质性肾炎，使肾小管变形、萎缩、纤维化、硬化，进而累及肾小球血管床。而尿液中尿酸浓度增加可沉积并形成尿路结石。

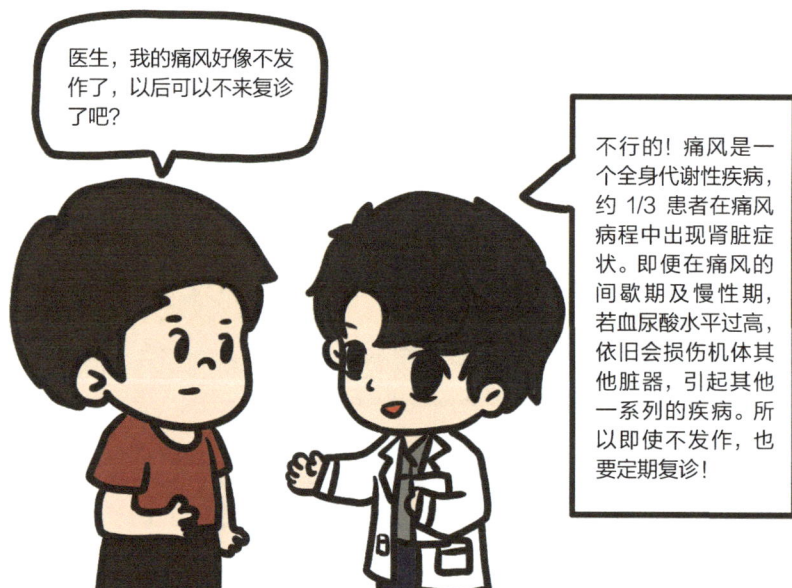

医生，我的痛风好像不发作了，以后可以不来复诊了吧？

不行的！痛风是一个全身代谢性疾病，约 1/3 患者在痛风病程中出现肾脏症状。即便在痛风的间歇期及慢性期，若血尿酸水平过高，依旧会损伤机体其他脏器，引起其他一系列的疾病。所以即使不发作，也要定期复诊！

误区 2：痛风患者按时服药是否就可以不必控制饮食？

原发性痛风缺乏病因治疗，因此不能根治。它是嘌呤代谢紊乱和（或）尿酸排泄减少所引起的一种晶体性关节炎。临床治疗痛风最重要的便是选择低热能膳食，保持理想体重。避免高嘌呤食物的摄入，同时严格戒饮各种酒类，同时多饮水（每日饮水量应在 2000mL 以上）。

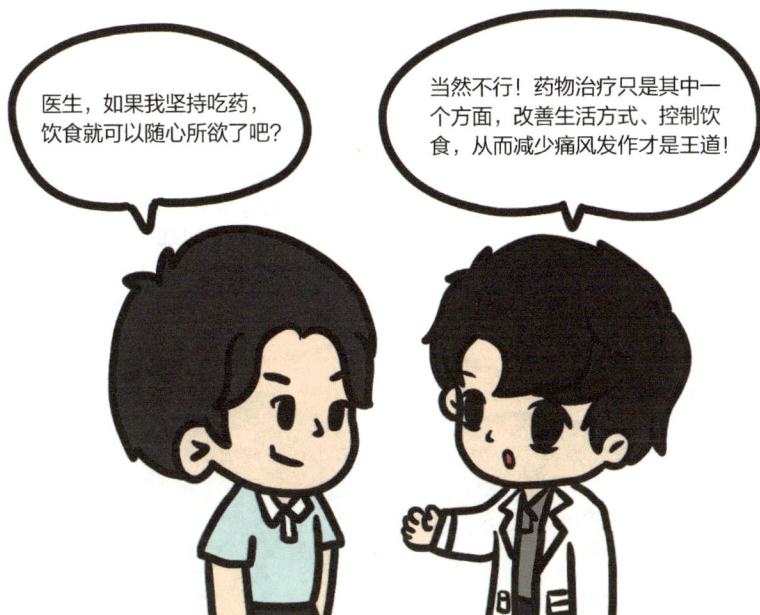

> 医生，如果我坚持吃药，饮食就可以随心所欲了吧？

> 当然不行！药物治疗只是其中一个方面，改善生活方式、控制饮食，从而减少痛风发作才是王道！

误区 3：有没有哪一种治疗方法既方便又快捷且可以治愈痛风的？

痛风在目前的医疗水平下仍无法彻底治愈，但它是完全可防可控的。目前有很多手段可以治疗痛风，主要包括饮食控制、运动、药物、理疗等，但无论哪一种疗法都需要在专业医师指导下进行，方可达到防治疾病的目的。每一种疗法都既有其优势，又有其局限性。每一种治疗方法都需要辨证来看，切不可盲目听信部分"伪中医"的虚假宣传，而耽误疾病的治疗。并不存在哪一种可以包治百病的治疗手段。

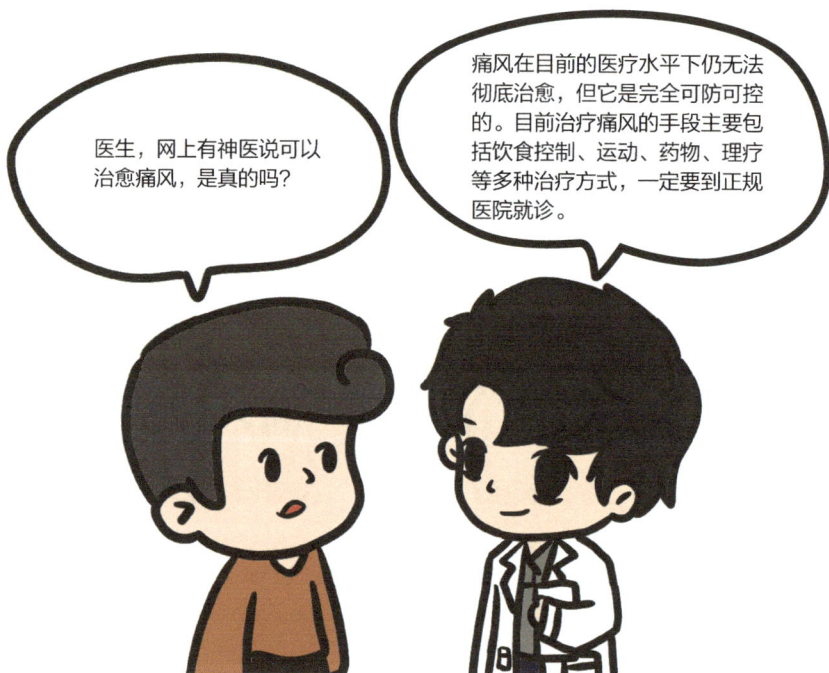

医生，网上有神医说可以治愈痛风，是真的吗？

痛风在目前的医疗水平下仍无法彻底治愈，但它是完全可防可控的。目前治疗痛风的手段主要包括饮食控制、运动、药物、理疗等多种治疗方式，一定要到正规医院就诊。

误区 4: 只要关节不痛, 血尿酸水平再高也不用管它对吗?

如果不及时有效地控制高尿酸血症, 将导致痛风性关节炎反复发作, 并由急性转化为慢性。尿酸盐晶体沉积导致痛风石形成, 一般认为血尿酸水平越高, 持续时间越长, 痛风石的发生率越高, 影响越严重。长期高尿酸血症可诱发和加重糖尿病、冠心病、中风等疾病。

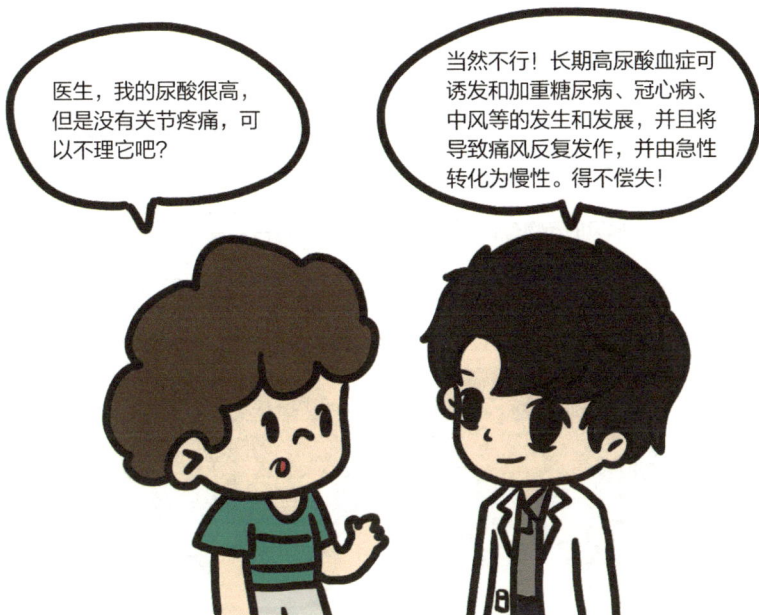

误区 5：治疗痛风的药物对肝肾毒性大，所以是不是应该能不吃就尽量不吃？

"是药三分毒"，没有偏性就没有抗性，与炎症和高尿酸血症对机体的损伤相比，治疗痛风的药物对身体的副作用可以说是"小巫见大巫"。定期监测肝、肾功能可以早期处理。但长期高尿酸血症对肾脏、心脑血管等内脏器官的持续慢性损伤是不可逆转的，最终导致尿毒症、冠心病、中风等严重后果。

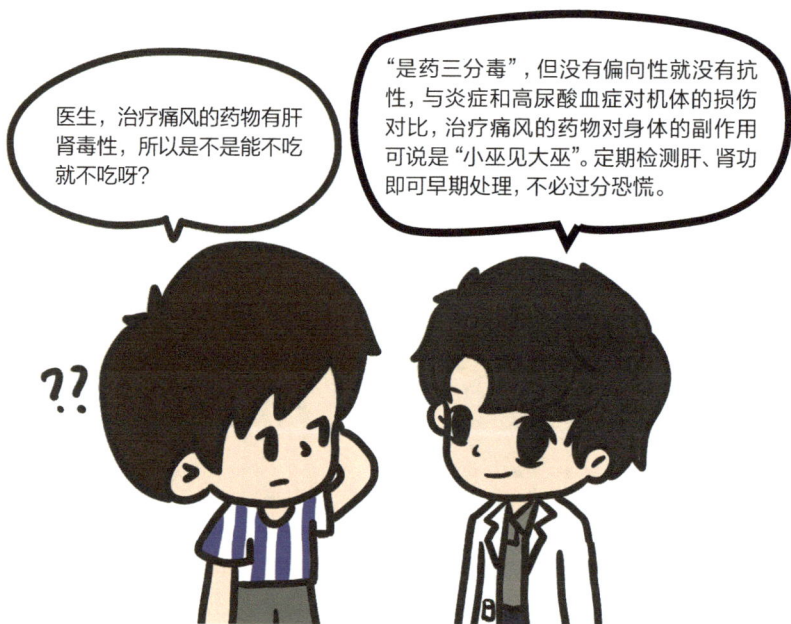

医生，治疗痛风的药物有肝肾毒性，所以是不是能不吃就不吃呀？

"是药三分毒"，但没有偏向性就没有抗性，与炎症和高尿酸血症对机体的损伤对比，治疗痛风的药物对身体的副作用可说是"小巫见大巫"。定期检测肝、肾功即可早期处理，不必过分恐慌。

误区 6：治疗中，如果痛风发作越来越频繁，就说明病情加重，治疗方法不对吗？

当出现血尿酸水平明显降低，但痛风发作却越来越频繁的情况，这是由血尿酸水平的骤然下降引起关节滑膜或软组织中的尿酸盐晶体脱落，而诱发的痛风发作，而非病情加重或治疗方法不对。

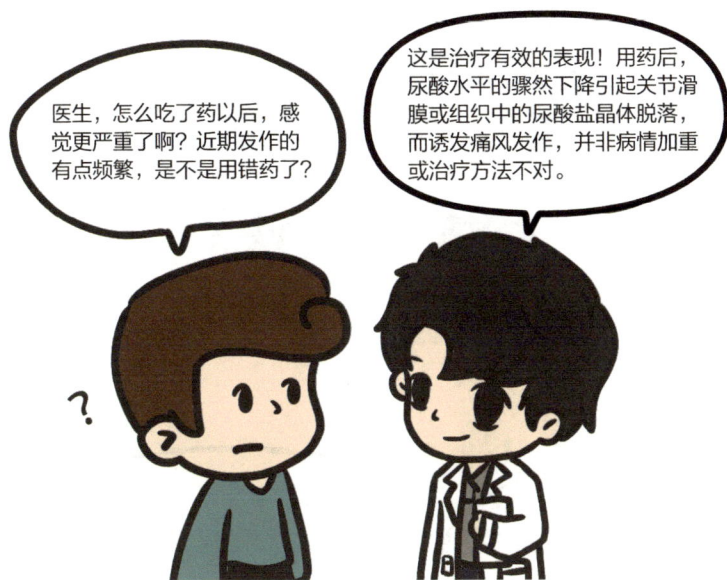

误区 7：血尿酸降到正常水平后，不需继续服用降尿酸药物，控制饮食就行吗？

停止服药后，尿酸代谢和排泄就会逐渐恢复原态，仅通过饮食控制，大部分患者血尿酸又会升上去，饮食控制只能减少外源性嘌呤摄入，不能改善肾脏对尿酸的排泄和内源性尿酸生成。当尿酸降至目标水平后，应在医生的指导下，逐渐减量，直到找到一个最小维持量，然后长期维持治疗。

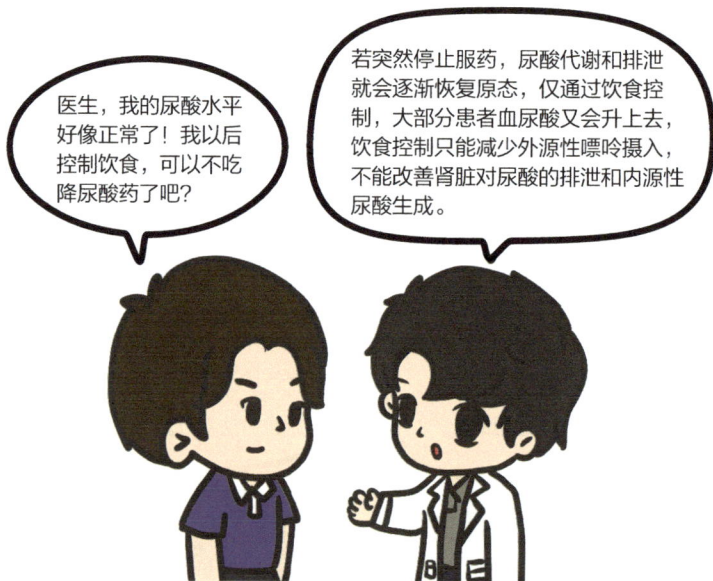

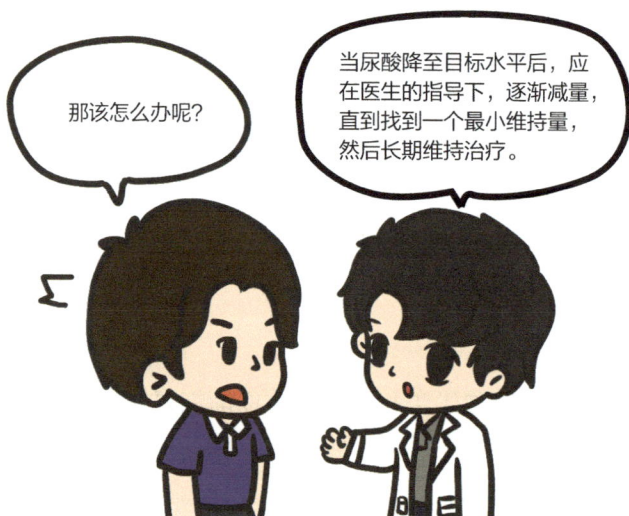

医生，我的尿酸水平好像正常了！我以后控制饮食，可以不吃降尿酸药了吧？

若突然停止服药，尿酸代谢和排泄就会逐渐恢复原态，仅通过饮食控制，大部分患者血尿酸又会升上去，饮食控制只能减少外源性嘌呤摄入，不能改善肾脏对尿酸的排泄和内源性尿酸生成。

那该怎么办呢？

当尿酸降至目标水平后，应在医生的指导下，逐渐减量，直到找到一个最小维持量，然后长期维持治疗。

误区 8：急性痛风性关节炎发作时，打几天吊瓶就好了。

目前临床上使用的所有抗生素除抑菌、杀菌外，并无调节自身细胞免疫的功能，因此所有抗生素对痛风均无治疗作用，但抗生素的副作用却难以避免。更有甚者如青霉素、链霉素、抗结核药物等，不但对缓解痛风症状毫无帮助，反而通过抑制肾脏尿酸排泄，升高血尿酸，加重痛风病情。因此，痛风发作时，除非经过有经验的临床医师判断确实合并了感染，否则不要使用抗生素。

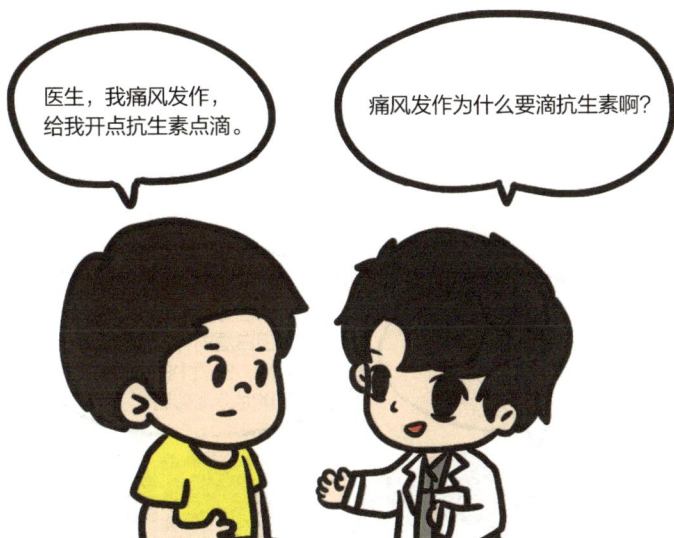

> 医生，我痛风发作，给我开点抗生素点滴。

> 痛风发作为什么要滴抗生素啊？

我以前都是这样打的啊！

这是极其错误的！抗生素除抑菌、杀菌外，并无调节自身细胞免疫功能，因此所有抗生素对痛风均无治疗作用，但抗生素的副作用却难以避免。更有甚者如青霉素、链霉素、抗结核药物等，不但对缓解痛风症状毫无帮助，反而通过抑制肾脏尿酸排泄，升高血尿酸，加重痛风病情。因此，痛风发作时，除非经过有经验的临床医师判断确实合并了感染，否则不要使用抗生素。

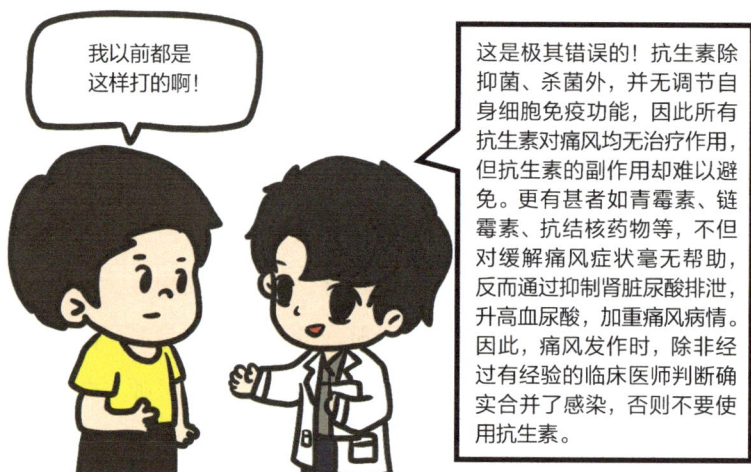

误区9：喝啤酒会引起痛风，那我喝白酒可以吗？

啤酒对尿酸确实有比较大的影响，因为啤酒中含嘌呤较多，而白酒同样对于尿酸有很大的影响，白酒中的酒精也会对尿酸排泄造成抑制。

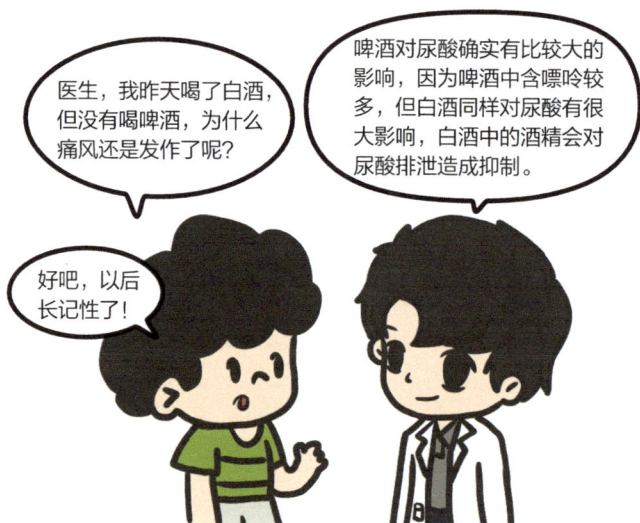

医生，我昨天喝了白酒，但没有喝啤酒，为什么痛风还是发作了呢？

啤酒对尿酸确实有比较大的影响，因为啤酒中含嘌呤较多，但白酒同样对尿酸有很大影响，白酒中的酒精会对尿酸排泄造成抑制。

好吧，以后长记性了！

误区 10：痛风发作吃点止痛药就行了，平时不需要吃降酸药。

在痛风发作的急性期，合理使用镇痛药物，可较快缓解疼痛。长期的高尿酸症状除了会导致痛风反复发作，还会损害肾脏、关节等器官。发作期止痛属"治标"，平时服用降尿酸药物属"治本"，标本结合方能更好地控制痛风，预防痛风发作。

误区 11："是药三分毒"，控制痛风发作控制好饮食就行了，可以不用吃降酸药。

单纯严格低嘌呤饮食，或素食主义，并不足以控制尿酸。一般而言在人体内，通过食物吃进去的嘌呤，仅占总量的两到三成。而超过70% 的尿酸是由体内储存，并由肝肾等内脏代谢产生的。换句话说，单纯通过控制饮食，而不采取其他综合措施，仅能使血尿酸水平降低不足两成。就算非常严格的忌口，也最多只能把尿酸值降低 60μmol/L 左右。饮食控制对尿酸的影响远不及遗传因素。因此尿酸高了，尤其是痛风发作过，还是需要配合药物控制尿酸。

误区 12：降尿酸越快越好，毕竟"长痛不如短痛"。

降尿酸并非越快越好，而应"徐徐图之"。因为降尿酸治疗过程中血尿酸水平明显降低，可导致骨关节积累的尿酸溶解析出，进而引发新一轮的痛风发作，好比"捅马蜂窝"。故降尿酸药物应从小剂量逐步递增。

误区 13：有朋友说他吃的降酸药效果好，那用他的降酸方案就行了，没必要自己去看医生。

每个人的情况都具有差异性，包括尿酸水平、有无药物过敏、有无其他基础病等，都是医生制定治疗方案需要综合考虑的问题。因为这些差异，往往为每个病人选择的药物、剂量等也都不尽相同。目前市面上的降尿酸药物并不是所有人都适用，同一个药物只对部分人群有用，且部分药物如别嘌醇有引发超敏反应的风险，一旦发生，临床致死率高，应特别注意。别嘌醇相关的严重超敏反应与白细胞抗原 HLA–B 5801 密切相关，故一般在应用别嘌醇前，会进行 HLA–B 5801 快速 PCR 检测。

误区 14：尿酸高就是得了痛风。

高尿酸血症仅仅是作为目前临床诊断痛风性关节炎 12 项标准中的其中一项，唯有当高尿酸血症进而引起尿酸盐结晶沉淀并出现关节炎、痛风石、痛风性肾病等才是痛风。

误区 15：痛风发作，用青霉素、头孢来消炎就行。

痛风是由尿酸盐结晶引起的无菌性炎症，而青霉素、头孢等药物都是抗生素，是杀细菌的。用杀细菌的药来治不是由细菌引起的炎症，不仅不对症，还属于滥用抗生素，会导致细菌耐药性，百害而无一利。

误区 16：降尿酸药都有副作用，最好不要吃。

为什么要我们提倡痛风患者吃药？是因为疾病对身体造成的危害远远大于药物的"三分毒性"。高血压控制好了，问题不大，控制不好，心脑血管意外会死人的，糖尿病也是，痛风也不例外。长期高尿酸，不仅痛风容易反复发作，还可能造成关节破坏、痛风石形成、痛风性肾病、肾结石等，严重者还可能导致关节畸形和尿毒症等。其实常用药物的副作用已经研究的比较透彻了，只要定期监测，绝大多数情况都无大碍，至少比放任疾病发展要安全得多。不要和不需要吃药的人比，接受生病的事实，才能以正确的心态来对待和治疗疾病。

误区 17：痛风发作，红肿热痛，热敷泡脚，上活血药。

痛风急性期热敷、活血，只会让炎症更重，使疼痛加剧。要么别折腾，抬高患处卧床休息，要么冰敷或者吃药。

误区 18：痛风是因为酸性体质，只需要吃保健品或者中药把身体调理成碱性就好了。

"酸碱体质理论"早就被证明是无稽之谈了，其创始人也在美国被起诉定罪了。其次，但凡说能根治痛风的，直接认定是骗子就可以了。

误区 19：痛风患者应该多运动，挥汗如雨那种，有助于降尿酸。

过量运动也是痛风发作的一大诱因。大汗淋漓使血液浓缩，剧烈运动后乳酸产生增加，病变部位的劳累和受伤，均会引起血尿酸升高，诱发和加重痛风。中低强度、规律的有氧运动更适合痛风朋友。比如慢跑、骑车、走路、游泳、广场舞等。运动过程中和运动后要及时补充水分，保证充足的尿量，有助于尿酸排泄。

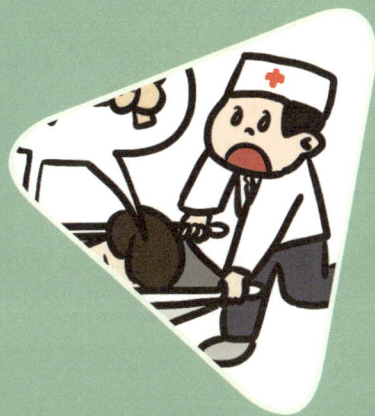

第四章

痛风患者的管理

第一节　痛风科学管理的必要性

　　随着人们生活水平的不断提高，痛风在国内的发病率也日益上升，甚至在东南沿海地区，痛风已成为一种常见病。据不完全统计，目前我国痛风患者人数已逾 8000 万，平均每 17 个人就有一人罹患痛风。高尿酸血症患者人数则高达 2 亿，且仍不断增长，呈现高流行、年轻化、男性发病率高于女性、沿海高于内陆的趋势。病风已经成为我国仅次于糖尿病的第二大代谢类疾病，不仅严重影响患者身体健康，对社会医疗也造成了极大的负担。

　　虽然到目前为止，痛风尚无根治的方法，但它作为高尿酸血症的一种急性期表现，是完全可防可治可控的。而随着我国实现小康社会步伐的加快，人们也越来越关注健康和生活质量。故而当前，痛风的科学管理显得尤为必要。

第二节　痛风慢病管理的探索

　　治疗痛风的总体原则：合理的饮食控制，充足的水分摄入，规律的生活作息，适当的体育活动，有效的药物治疗，定期的健康检查。

　　痛风与嘌呤代谢紊乱或尿酸排泄减少所致的高尿酸血症直接相关，其主要临床表现是尿酸水平过高，当尿酸沉积时，会出现局部疼痛症状。随着生活水平的不断提高，以及人们在生活中缺乏适当的运动锻炼，近年来痛风的发病率居高不下。相关调查结果显示，我国男性痛风发病率（1.47%）高于女性（0.35%）。痛风患者如果尿酸水平不能够达到相应标准，则会引发急性关节炎、尿酸性肾病、尿路结石，当疾病严重时，会引发肾功能不全以及残疾等重大疾病。

　　痛风在临床中是一种较为常见的病症，对其采取规范化治疗产生的效果并不是特别明显，痛风治疗过程中，血尿酸持续达标才是重点，所以，需要对痛风患者采取行之有效的管理手段，从而使血尿酸持续达标。在各种管理手段之中，慢病管理是其中重要的方式，主要是指通过对慢病相关的医护人员进行组织，并对慢病患者进行优质、全面、主动的管理，从而延缓病程，减少并发症，延长寿命，提高生活质量，降低医疗费用，减轻患者的经济负担。通过研究发现，慢病管理能够使痛风患者尿酸持续达标得以实现，使患者的病情得到有效的控制。

第三节　痛风科学管理模式初探

慢病管理能够使患者的生活质量得到显著提高，使痛风患者了解并掌握痛风的相关知识；患者的血尿酸能持续达标，其突出表现说明慢病管理在痛风中起到了重要作用，能够降低疾病复发率，值得在临床中推广应用。

（1）慢病管理涉及痛风患者的慢性病管理系统的构建，在构建的过程中，需与医院信息部门和档案管理部门进行联系，并组织相关医护人员对痛风患者的档案进行建立和完善。同时，还应该对慢病管理相关的数据库进行建立，做好定期随访记录，对痛风患者提供全面化、系统化的管理。

（2）在医院设立慢病门诊，并对慢病患者进行诊治和护理，护理的主要内容包括用药指导、饮食指导、生活指导，以及健康教育等，并制订相关的评估表进行评估。

（3）对痛风患者进行健康教育，教育的主要内容包括痛风的病因、治疗方法、预防措施等，通过健康宣教使患者了解控制疾病的方法。

（4）采取医护联合的管理方法，从而对患者的病情进行有效管理。

（5）对患者进行出院指导，主要是对所服用药物的用量、用法、禁忌、不良反应等方面进行指导，并通知患者下次复查时间。

（6）通过现代化科技手段加强医患之间的联系，可以建立痛风患者微信群，通过微信进行再次健康教育。同时可以借助微信平台，解决患者对痛风的疑问，从而消除患者的心理负担和疑虑。

第五章

痛风的预后与养生调护

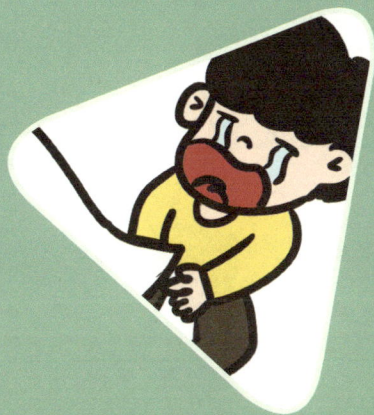

第一节　痛风的预后

一、痛风与寿命

得了痛风后，寿命是否会缩短？

得了痛风后，如果能及时合理进行治疗，使尿酸长期稳定在正常范围内，并避免痛风性关节炎的急性发作，不出现痛风石和肾脏损害等并发症，其实完全可以带病延年，患者基本上可享受和正常人一样的寿限

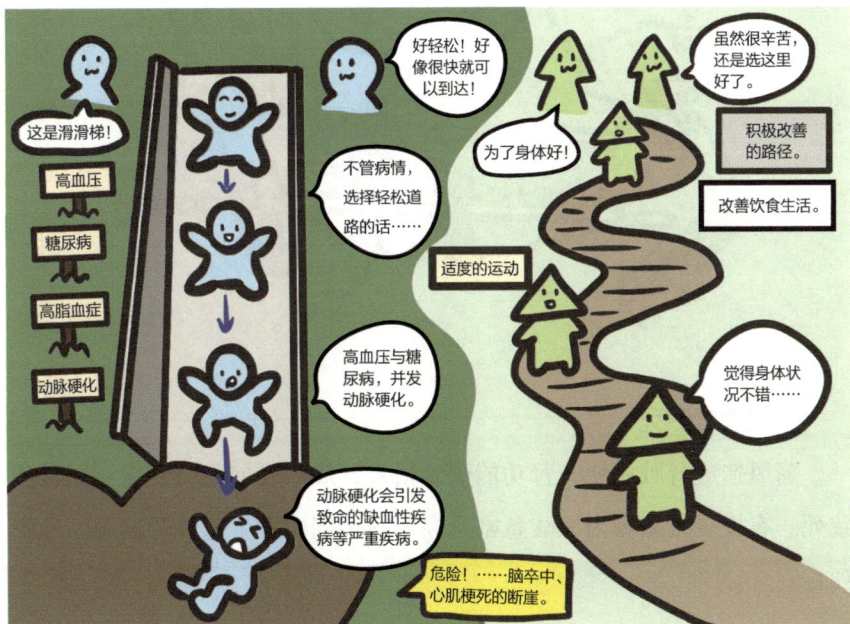

和生活。不过，如果痛风患者出现下列情况，则可能影响寿命。长期尿酸高于正常范围，出现痛风石，尤其是多个痛风石发生破溃，或痛风性关节炎频繁发作，关节已发生畸形及功能障碍，影响正常活动，患者需长期卧床；肾脏损害及肾衰竭，甚至需要进行透析治疗；伴有高血压病、糖尿病、冠心病、高脂血症及动脉硬化等情况。

1. 心脑血管并发症致死

痛风并发的疾病如冠心病、心肌梗死、心律失常、高血压病、动脉硬化、中风等，是痛风患者死亡的重要原因。年龄较大的痛风患者，死亡的主要原因为合并心血管疾病。因此治疗痛风，应高度重视心血管疾病等并发症的治疗，从而降低痛风患者的死亡率。

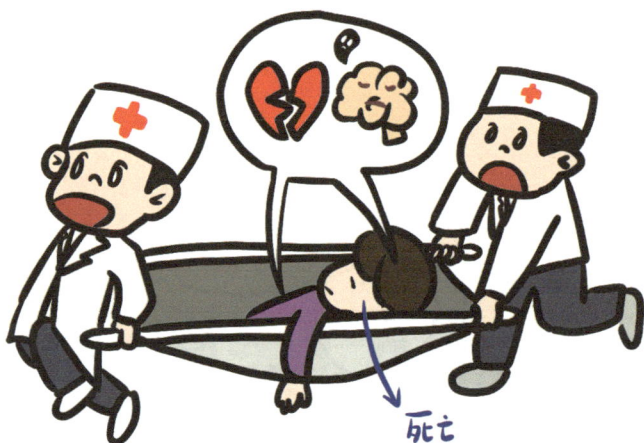

死亡

2. 肾衰竭致死

痛风造成肾脏病变，肾功能受到损害，最后发展为肾衰竭和尿毒症致死。有极少数患者因尿酸急剧升高，在短期内发生急性肾衰竭而导致死亡。

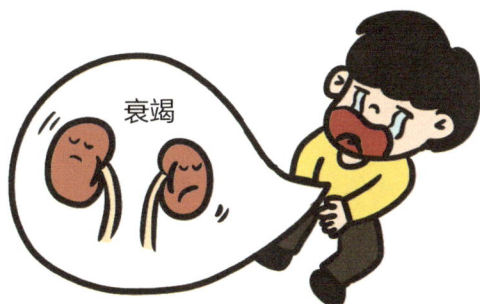

3. 感染致死

如由于体质差，痛风石破溃后治疗不及时，造成严重细菌感染，或尿道感染致死，引起脓肾或坏死性肾乳头炎、败血症，最终导致死亡。不过在现有的医疗条件下，这种情况已属罕见。

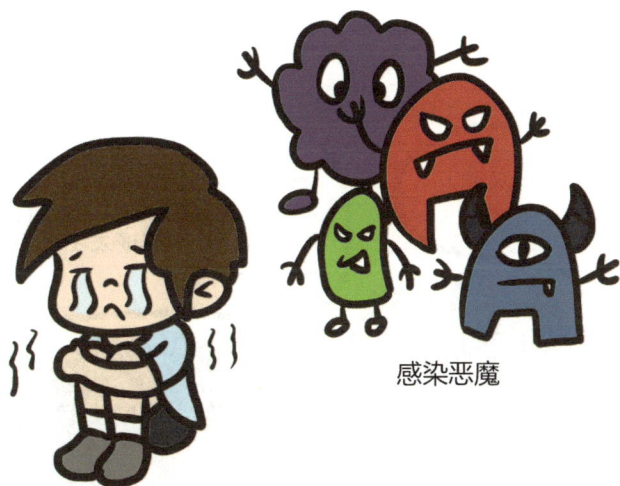

因此针对这种情况，痛风患者必须注重复诊。一般需要 3 ～ 6 个月检查一次尿酸。如果已经规范服药，则一般需要半年到一年检查一次。此外，还要根据具体情况，如患者年龄、尿酸升高的程度、是否存在并发症等，决定检查复诊的频率和检查的项目，避免并发症漏诊。检查的项目主要是尿酸，以及与并发症相关的项目，如肾功能、血脂、尿常规及心血管状态等。

二、病情稳定可终止治疗吗

由于痛风是一种代谢性疾病，除了部分继发性痛风能随着原发性疾病获得治疗而治愈外，几乎所有的原发性痛风目前还是不能根治的。

如果痛风没有得到治疗，反复发作的痛风会造成关节损害，尿酸结晶可引起肾结石和痛风石。有的患者则可能并发尿道梗阻和感染，甚至并发继发性肾小管间质病变；合并高血压病、糖尿病等，如未经治疗，可进一步导致尿酸盐排泄障碍。这不仅能加速关节内的病理进程，同时也使肾功能进一步恶化。尿酸结晶会堵塞血管，直接引起心血管方面的疾病，与高血脂共同加重心血管问题导致动脉硬化。

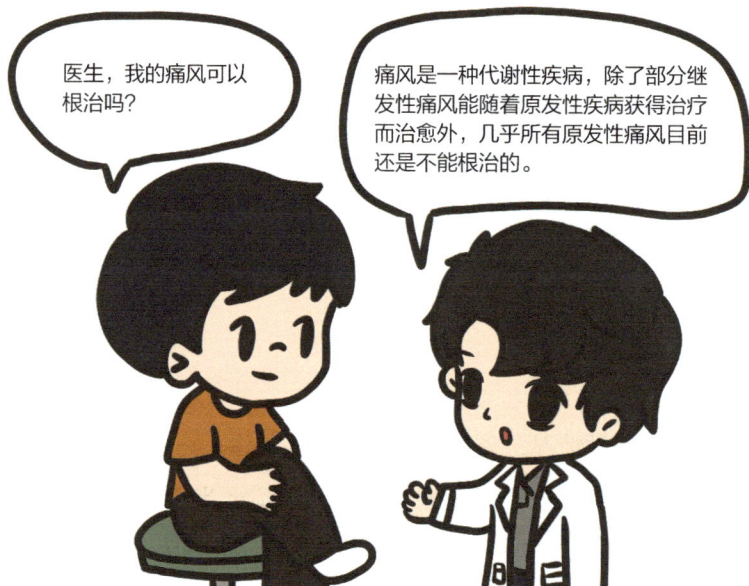

痛风性关节炎本身的危害不小，而痛风还有很多并发症。尿酸长期过高引发的病变，要比痛风性关节炎本身的危害大得多，甚至可危及生命。因此，痛风患者，不论病情控制如何，都要定期复诊，不可随意终止治疗与调养。

在临床上，常见一些痛风患者经过治疗后病情长期稳定，后来很久没来复诊，最后终于来了，但常常并发严重疾病。其中主要原因是病情稳定后就终止治疗。患者自行终止治疗的常见原因主要是无自觉症状，感觉没有什么疾病，忙碌无暇就医；不了解疾病的严重性，尤其是对并发症没有充分了解，经过治疗，尿酸正常，无痛风发作，认为疾病已痊愈；无肉不欢，饮食单一，感觉"苦行僧"般的生活没有乐趣，结果无法坚持。

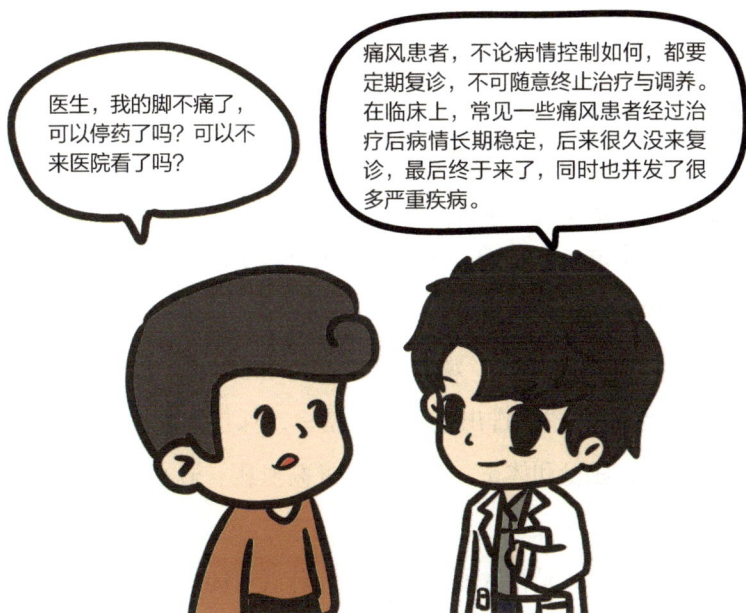

医生，我的脚不痛了，可以停药了吗？可以不来医院看了吗？

痛风患者，不论病情控制如何，都要定期复诊，不可随意终止治疗与调养。在临床上，常见一些痛风患者经过治疗后病情长期稳定，后来很久没来复诊，最后终于来了，同时也并发了很多严重疾病。

三、患者也要知道的护理知识

急性期：要卧床休息，抬高患肢，保持功能位置，局部制动，直至缓解后 2～3 天才开始恢复活动。局部可适当冷敷，不可热疗。

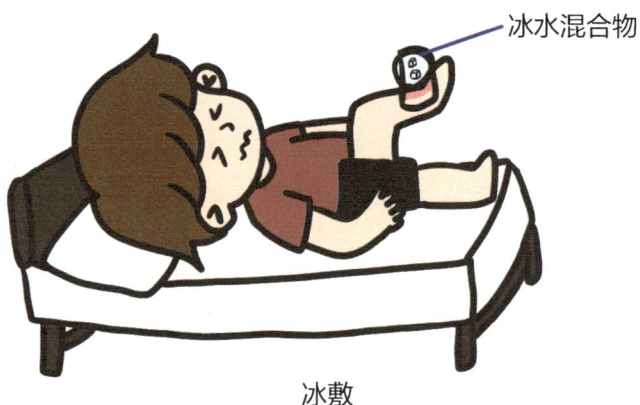

冰水混合物

冰敷

放松心情：痛风是可控可防的疾病，尤其是早期，因此即使患了痛风，也不必过于紧张，只要充分认识痛风的危害，努力按照专业意见防治，痛风就不是可怕的疾病，千万不要为之背上沉重的思想包袱。

密切观察病情：观察受累关节红、肿、热、痛的变化，要注意有没有发热、头痛等伴随症状。观察药物疗效及副作用，以便及时调整用药。监测尿液 pH、尿酸排出量和生化指标，保持尿酸在正常范围。测定血压、血糖、尿量和体重，有没有并发高血压、冠心病、糖尿病和肥胖等。

预防感染：尤其是初次服用别嘌醇等药后可能出现的副作用，如发生粒细胞缺乏和过敏反应时，应进行保护性隔离，房间定时紫外线照射，严格隔离制度。卧床患者要特别注意生活护理，如口腔、皮肤护理，预防褥疮等。

饮食护理：如多饮水，禁酒，低嘌呤饮食，限制热能，鼓励进食以素食为主的碱性食物，注意食品的烹调方法，限盐等。

护理痛风石：观察痛风石的位置、大小、质地，以及有没有破溃。如有破溃，一定要保持局部的清洁，清除结节内尿酸盐，局部敷洒消炎。

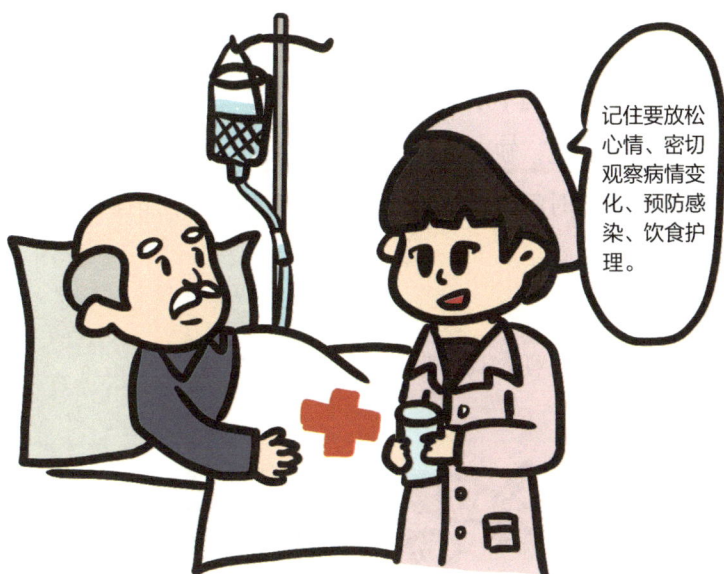

记住要放松心情、密切观察病情变化、预防感染、饮食护理。

四、痛风患者应采取的起居饮食方式

1. 可能引起痛风的不良生活方式

痛风在某种程度上与生活方式密切相关，因此也将痛风、糖尿病、高血压、高脂血症等归为生活方式病。一些现代人的起居饮食方式与痛风、高尿酸血症密切相关，对整体健康也十分不利。

坐得多，常坐着不动，有时忙碌得连厕所都没时间去，就憋尿，憋出肾结石、前列腺肥大。久坐不利于血液循环，会引发很多新陈代谢和心血管疾病。坐姿长久固定，也是颈椎、腰椎发病的重要因素。

长时间处在空调环境中，做"温室人"，自身机体的调节和抗病能力会下降。

三餐饮食无规律，不吃早餐，损伤脾胃。过量饮酒，吃油腻、厚味、太咸的食物。

不渴不喝水，渴了又没空喝。

走路、运动、体力劳动愈来愈少，极度缺乏体育锻炼。

没事不体检，有病不求医。

与家人缺少交流，缺乏良好的人际关系，心理、情绪紧张。

不规律的作息时间，睡眠不规律，迟睡熬夜，不能保证足够的睡眠时间。

吸烟等。

上述生活方式，有人戏称为"短命的生活方式"。

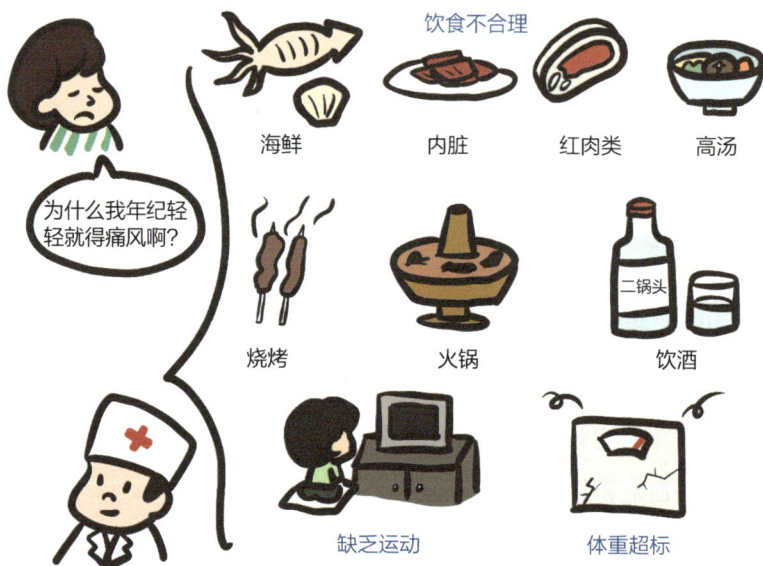

2. 痛风患者如何选择健康的生活方式

健康的生活方式对痛风及高尿酸血症患者有一定的参考价值。

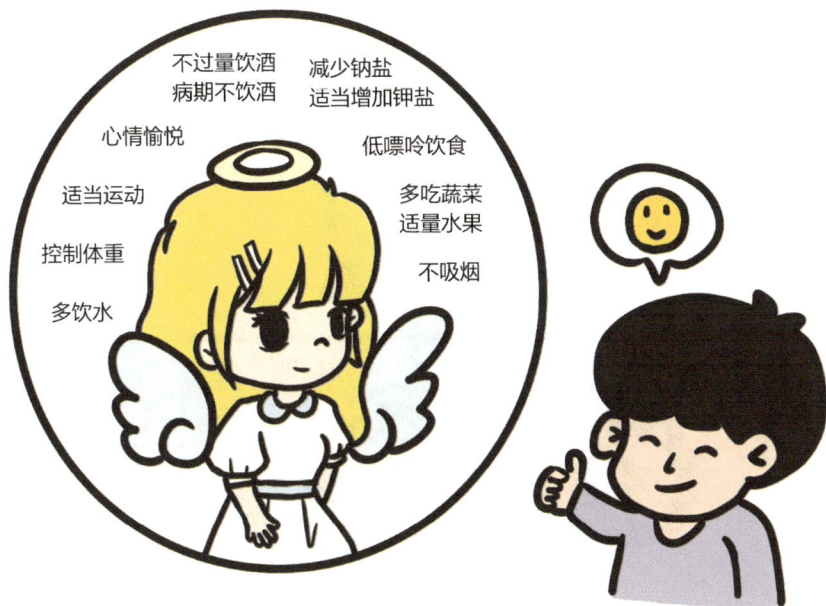

不过量饮酒
病期不饮酒
减少钠盐
适当增加钾盐
心情愉悦
低嘌呤饮食
适当运动
多吃蔬菜
适量水果
控制体重
不吸烟
多饮水

3. 幸福生活法则——减慢生活节奏

在现代社会中，"时间就是金钱，速度就是生命"，这样的观点往往被不断强化。其实这些观点本身并没有什么问题，只是有时被片面理解，比如讲到"时间就是金钱"，其实更多的意思是鼓励人们珍惜时间，"速度就是生命"是鼓励人们重视效率，并不是说可以牺牲安全、牺牲健康来换取金钱和速度！

现在所处的经济社会，生活节奏确实太快了，有人5分钟不到就吃完一餐。这种快节奏引发了很多健康问题。因此，要减慢过快的生活节奏，注重生活质量。细嚼慢咽，延长进食时间，避免狼吞虎咽式的进餐方式，更有助于减少进食量。

慢生活还可以从运动开始，慢式运动能提高生活质量。形式上的慢速度、慢动作，带来的是内心的舒缓。

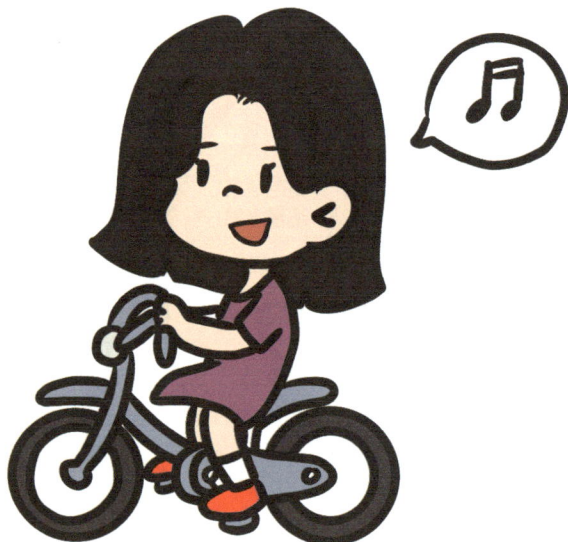

第二节　痛风患者的饮食调理

清·王士雄《随息居饮食谱》的前序有云："国以民为本，而民失其教，或以乱天下。人以食为养，而饮食失宜，或以害身命。"

中医学十分重视饮食调理的重要意义，主张饮食有节，反对"以酒为浆，以妄为常"的饮食习惯。对于高尿酸血症、痛风患者，饮食方面需注意的问题很多，但简单概括起来就是如何使尿酸排出多些、生成少些。因此其调理主要是围绕吃什么、不吃什么、多吃什么、少吃什么的问题。

早期痛风患者，哪怕是曾经有过痛风发作，如果没有明显的并发症，现在就应开始建立或恢复良好的生活方式，如及时戒酒、减少食用肉类食物、控制总能量吸收、降低体重、规律性运动以及减少食用含果糖类食物、合理饮水等。这可能是目前已知的能够使痛风不药而愈的途径。

一、合理饮食习惯

1. 遵守时间，健脾养胃

中医学十分重视"饮食有节"，这里所指的"饮食有节"，不但指饮食需要节制，还指饮食需要有规律，按时进食。《中国居民膳食指南》提出三餐分配要合理，吃零食要适当，合理安排一日三餐的时间及食量，进餐定时定量。一般情况下，要天天吃早餐，并保证营养充足，午餐要吃好，晚餐要适量。不暴饮暴食，不经常在外用膳，尽可能在家与家人共同进餐，并营造轻松愉快的就餐氛围。零食作为一日三餐之外的营养补充，可以合理选食，但来自零食的能量应计入全天能量摄入之中。

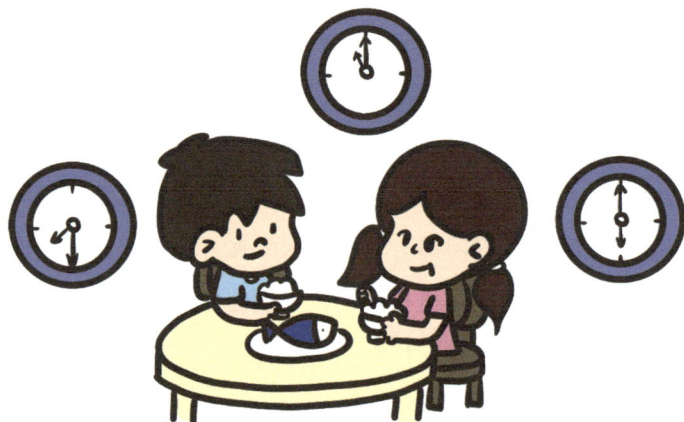

2. 限制能量，阻止肥胖

现今的人，肉吃多了，菜吃少了；酒喝多了，水喝少了；坐得多了，走得少了。这导致能量过剩，肥胖者增多。肥胖与痛风密切相关，肥胖会提高患痛风的风险。对于体重超标者，采取适当的方式降低体重，是控制高尿酸血症的基础。

脂肪能抑制尿酸盐的排出，故不宜摄入过多煎炸食物、高脂、高热量食物等。少吃脂肪类食物，对控制体重大有帮助，可从源头上控制尿酸。还要少吃蔗糖等，因其所含果糖高，会加速尿酸生成。

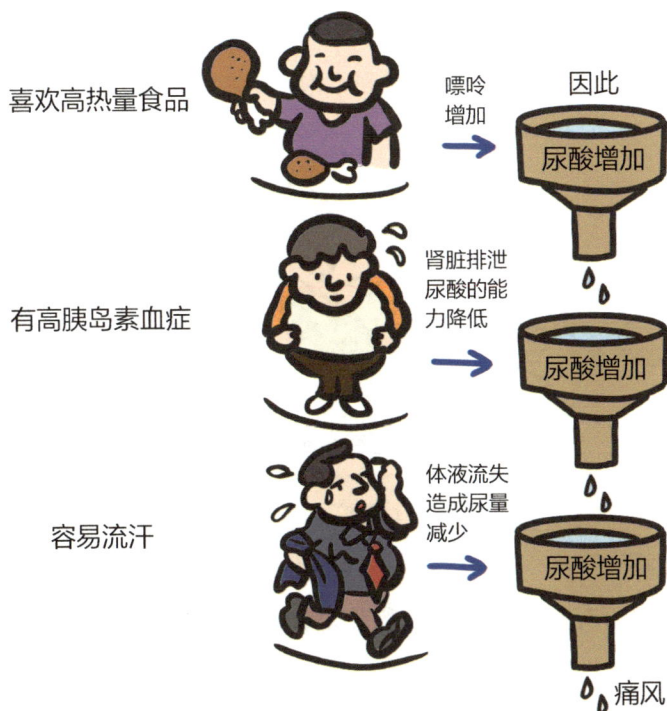

喜欢高热量食品　嘌呤增加　→　因此　尿酸增加

有高胰岛素血症　肾脏排泄尿酸的能力降低　→　尿酸增加

容易流汗　体液流失造成尿量减少　→　尿酸增加

痛风

3. 膳食平衡，营养保证

均衡进食五大类食品：奶蛋豆鱼肉类、五谷根茎叶类、蔬菜类、水果类、油脂类。奶蛋豆鱼肉富含蛋白质，供应细胞生长、发育、组织修复；五谷根茎叶所含的糖分及油脂类所含的脂肪，供应能量；蔬菜水果中的纤维素和矿物质，用来调节生理功能。故五类不可偏废。

鱼与肉必须均衡摄取。各种鱼的种类都要适当进食。鱼与肉类都含蛋白质，但肉类脂肪中的饱和脂肪酸多，会增加血中胆固醇，鱼类含长链不饱和脂肪酸，多能降低胆固醇，不饱和脂肪酸可以预防血栓形成。以脂肪来说，虽然鱼较肉好，但不要因为肉里有饱和胆固醇就因噎废食。由于胆固醇是制造细胞膜、性激素等的必要物质，同时鱼的脂肪在体内具有易被氧化的性质，长链脂肪酸被氧化之后，容易形成醛、酮类

161

及有机酸类，造成脂质酸败，而过酸化则造成细胞功能障碍。因此必须讲究鱼肉平衡，主张饱和脂肪酸和不饱和脂肪酸的吸收比例为 1∶1。

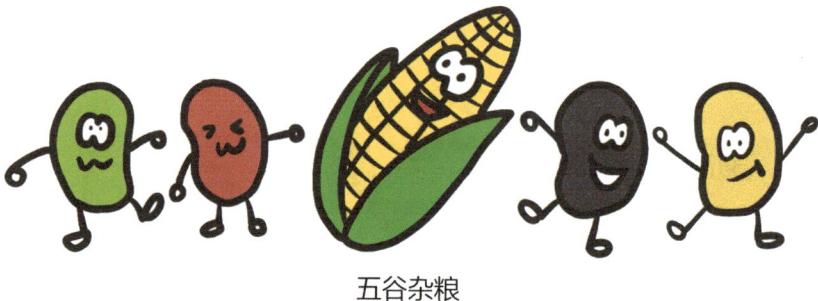

五谷杂粮

4. 低嘌呤饮食

根据每百克食物中所含的嘌呤量，可将食物分成三类：低嘌呤食物、中嘌呤食物和高嘌呤食物。

食物嘌呤含量由高到低的一般分布规律为：内脏、肉、鱼、干豆、坚果、菜叶、谷类及淀粉类。

一般痛风发作，关节红、肿、热、痛时不宜进食中、高嘌呤含量的食物。如果无痛风发作，则可适量食用中嘌呤食物，一般建议尽量少吃高嘌呤食物。

粗粮、各种蔬菜水果、乳类、蛋类、海蜇、猪皮、猪红、饮料和多数的干果都属于低嘌呤饮食，平时可以多吃。

大部分鱼、肉类都属于中嘌呤食物，痛风或高尿酸血症患者应该少吃；痛风急性期则不宜食用。

多数动物内脏、部分海产如贝壳类等属于高嘌呤食物，而小鱼干、小牛颈肉、羊胰、鲱鱼属小鱼等则为嘌呤含量极高的食物。在痛风急性期绝对禁止进食，而在痛风缓解期则尽量少吃。

部分蔬菜，如菜花、菠菜等，属于低嘌呤食物中嘌呤含量偏高者，植物中扁豆、干豆类、干豌豆、绿豆、葡萄干、花生、椰菜等属于中嘌呤食物，植物类中黄豆、紫菜、香菇属于高嘌呤食物。

5. 低嘌呤饮食的摄取量

低嘌呤食物是指每百克含嘌呤 75mg 以下的食物，而低嘌呤饮食要求每天摄入的嘌呤总量低于 200g。牛奶、鸡蛋为低嘌呤食物，可以多喝、多吃。一天最好吃 300g 青菜，每餐都要吃。

多吃富含纤维素的食物，如海草、昆布、海菜、芋薯类等。蔬菜、水果所含嘌呤低，可以多食，但一些水果含果糖太高，不可过量食用，如柿子、浆果类等。

谷类食物的嘌呤含量普遍较低，但发酵使嘌呤含量升高，如馒头、面包的嘌呤含量高于面条；酒类的嘌呤含量高于所用于酿酒的粮食；奶酪的嘌呤含量高于牛奶；腐乳的嘌呤含量高于豆腐。

用餐先喝汤、先吃青菜是减少进食总量的一个技巧，从健康角度来看，一般主张吃煮或焯的蔬菜。生菜可吃，但生菜较蓬松，实际分量可能不够，且多生吃，要注意卫生情况，否则还是先煮熟。

奶类和蛋类嘌呤很低，高尿酸血症、痛风患者可以多吃。

平时所说的低嘌呤饮食，是指进食含嘌呤食物的总量要低，如果进食的食物均为中嘌呤食物，但进食的量多了，也属于高嘌呤饮食。因此，要控制高嘌呤饮食，更重要的是总量控制，而不必过度介意每一种食物的嘌呤含量。

6. 高嘌呤食物不等同于高嘌呤饮食

高嘌呤食物主要指每百克嘌呤总量高于 150mg 的食物，这些食物主要为肉类，尤其是动物内脏及一些鱼类。

高嘌呤食物不等同于高嘌呤饮食，控制尿酸强调的是控制嘌呤摄入的总量，高嘌呤食物仍然可以适当少量食用。只是高嘌呤食物很容易进食过量，这也就是十分强调痛风患者平时应戒口的重要原因。因此，痛风患者要少吃高嘌呤食物，以及影响尿酸排出的食物。

有研究表明，大量进食蔬菜，即使是含嘌呤高的蔬菜，也不易引起尿酸升高，有的甚至使尿酸降低，当然这一点仍需要进一步研究证实。但这也提示：控制高嘌呤饮食，主要在于控制含嘌呤高的动物类食物，凡是选食的食物，勿过量则比较稳妥。

7. 过于严格的低嘌呤饮食未必一定有益

由于高尿酸血症的形成，关键在于肾排泄尿酸障碍，有时即使采取十分严格的低嘌呤饮食，患者的痛风还是会发作。另一方面，过于严格的低嘌呤饮食，可能造成营养失衡、蛋白摄入不足，导致体质下降。

如长期进食无嘌呤食物，或过分严格限制含嘌呤的食物，也限制了蛋白质的进量，对营养摄取带来不良影响。因此在痛风间歇期，要求正常平衡膳食，以维持理想体重。

故此，饮食控制须有原则，不能不问病情轻重缓急、尿酸高低，矫枉过正地控制肉类食物和豆类食物。

8. 素食与痛风

素食者常常因宗教信仰、健康、环保等理由茹素。素食一般包括四种方式。

全素素食：即不吃所有动物及与动物有关的食物。

蛋奶素食：即在动物性食物中只吃蛋和牛奶。

奶素食：即除牛奶外，所有动物性食物均不食用。

果素食：即除吃水果、核桃、橄榄油外，其他食物均不食用。

从营养角度来说，合理素食对健康是有帮助的，尤其是已经有痛风、高尿酸血症及高血压、心脑血管等疾病的患者，素食避免了大鱼大肉的饮食方式，对尿酸控制的益处是不言而喻的。

同时，素食者患高血压、糖尿病、高脂血症等的发病率往往比非素食者低，素食者肺癌、结肠癌、直肠癌的发病率也比非素食者低。素食的主要缺点为营养不均衡，容易引发缺铁性贫血、维生素 B_{12} 缺乏等营养不良的问题。

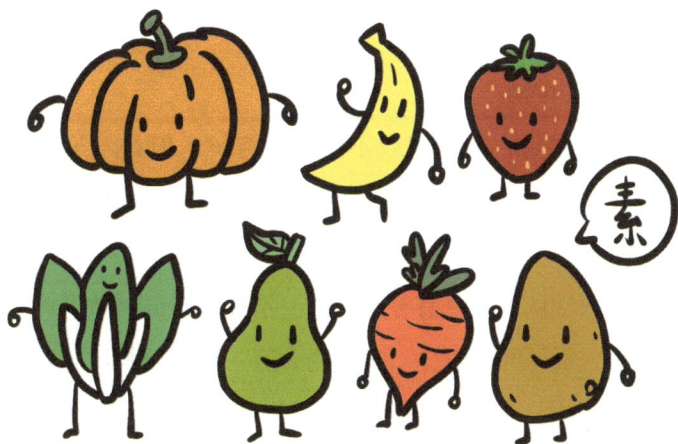

笔者并非倡导所有的痛风患者都要茹素，但由于素食以蔬菜、水果为主，有的则包含鸡蛋、牛奶等食物，大多属于低嘌呤饮食，所以对痛风、高尿酸血症等也有较好作用。在痛风急性发作期，或在血尿酸未获得良好控制之前，又或已经合并肥胖、高血压、糖尿病、高脂血症等，在一定的阶段合理选择素食，对改善痛风的预后有较多的帮助。

如选择茹素，必须注意以下几点。如非取全素素食，每天可摄入一定的荤食，如蛋、奶、油等食品，以保证机体的必需营养。适当多吃豆制品，因为大豆在植物性食品中蛋白质质量最佳，并含较丰富的钙质。主食以米面为主，此外可增加薯类、玉米等。马铃薯营养价值较高，可作为主食。另外，尽量避免吃精白米面。保证新鲜蔬果摄入，品种不宜单一，以保证摄取 β－胡萝卜素、维生素 C 及足够的食物纤维。添加辅助食品，如紫菜、黑木耳、芝麻酱、花生酱、黑芝麻、核桃等，从中摄取钙以及铁等微量元素、维生素 E。多照阳光，以弥补植物性食品中极少含有的维生素 D。合理选择素食方式，建议全素食者转变为蛋奶素食，每天可适当进食牛奶和鸡蛋等。

9. 日常饮食建议

肉：处理肉食，不油炸、不烤焗，去皮，加菜。不吃肥肉，吃瘦肉。最好不吃动物内脏。

海鲜：一般来说，痛风患者不能多吃海鲜，但是不等于绝对不能食。痛风发作期，应尽量不吃海鲜、鱼、肉类，但在间歇期可吃，只是强调不可多吃。

黄豆：中医学认为黄豆有补脾益气、清热解毒的功效。黄豆蛋白质内赖氨酸较多，蛋氨酸却较少。黄豆内含有一种脂肪物质叫亚油酸，有促进儿童神经发育、降低血中胆固醇等作用。黄豆有"豆中之王"之称，被人们叫作"植物肉""绿色的乳牛"，营养价值最丰富。干黄豆中含高质量的蛋白质约 40%，为其他粮食之冠。黄豆所含的嘌呤含量偏高，但仍不失为一种良好的食品，痛风患者不是完全不能吃，关键看进食的总量。痛风患者在病情缓解的时候，可适量合理食用，每次不食过量便可，例如：每百克鲜黄豆嘌呤含量约 166mg，但一般来说，每人每天很少进食 100g 以上的黄豆。因此，虽然大豆含嘌呤高，但是只要合理进食，仍然可吃。豆腐制作过程中嘌呤溶解于水，所含的嘌呤总量更低。

痛风患者可以吃、不能吃、适当吃的食物如下。

痛风患者可以吃的食物　　　　（每100g食物）

食物名称	热量（kcal）	脂肪（g）	嘌呤（mg）
菠菜	92	0.5	13.3
奶粉	1512	11.1	15.7
莴仔	67	0.51	5.2
柠檬	134	0.3	3.4
鸡蛋白	151	0	3.7
鸡蛋黄	1407	29.7	2.6
芹菜	71	0.3	8.7
辣椒	256	0.2	14.2
姜	84	0.2	5.3
白菜	97	0.3	9.7
葱头	151	0.4	8.7
橙子	181	0.2	3
橘子	168	0.2	2.2
西瓜	105	0.1	1.1
苹果	193	0.2	1.3
猪血	80	0.6	11.8
海参	122	0.1	4.2
白米	769	0.3	18.4
玉米	391	0.6	9.4
面粉	152	1.2	17.1
蜂蜜	1294	0.2	1.2
马铃薯	340	0.3	3.6

痛风不能吃（尽量不要吃）的食物 （每100g食物）

食物名称	热量（kcal）	脂肪（g）	嘌呤（mg）
蛤蜊	87	1.4	316
豆芽	384	15.1	166
乌鱼	180	10.4	183.2
干贝	302	0.7	390
带鱼	102	2	391.6
鸡肝	120	4.6	293.5
海鳗	97	1	159.5
香菇	40	0.4	214
猪肝	119	2.9	229.1
秋刀鱼	314	25.9	355.4
小鱼干	335	4.4	1538.9
草虾	98	0.7	162.2
牡蛎	77	1.6	239

痛风患者可适当吃一点的食物 （每100g食物）

食物名称	热量（kcal）	脂肪（g）	嘌呤（mg）
猪脑	525	8.7	65.3
绿豆	1436	0.9	75.1
猪肚	651	10.8	132.4
油菜	67	0.3	30.2
红豆	1394	0.6	53.2
猪大肠	895	20.4	69.8

续表

食物名称	热量（kcal）	脂肪（g）	嘌呤（mg）
茼蒿菜	67	0.5	33.4
黑豆	1558	11.6	137.4
羊肉	832	13	111.5
牛肉	1050	19.5	83.7
花生	248	0.7	95.3
豆腐	214	2.7	55.5
鳝鱼	361	0.5	92.8
豆干	802	9.7	66.5
海带	67	0.2	96.6
豆浆	269	1.6	27.75
金针菇	134	0.4	60.9
鸡腿肉	601	5.9	140.3
鲫鱼	382	3.2	137.1
蘑菇	113	0.4	28.4
鸡胸肉	437	0.9	137.4
红鲋	559	4.6	140.3
栗子	781	0.6	34.6
莲子	592	0.7	40.9
猪肉	483	3.2	132.6
螃蟹	596	3.6	81.6

第三节　痛风患者的日常管理

对于痛风患者，并没有固定的建议饮食、生活方式。但在某种意义上，痛风是一种"生活方式病"。培养良好的饮食和生活方式，可以预防痛风、减少痛风的并发症，而身体已经受痛风损害时，健康的饮食和生活方式也能有效改善病情，甚至使之逆转。良好的生活方式包括以下几点。

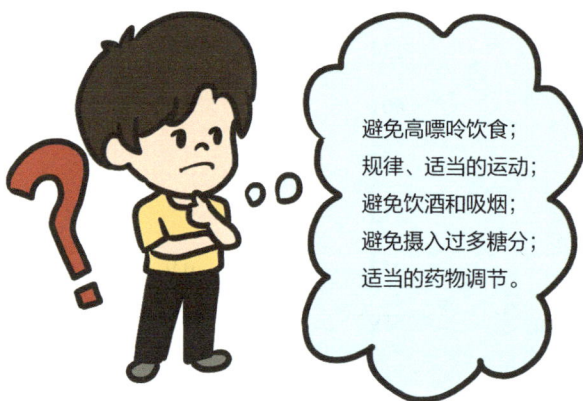

避免高嘌呤饮食；
规律、适当的运动；
避免饮酒和吸烟；
避免摄入过多糖分；
适当的药物调节。

一、合适的运动安排

《中国居民膳食指南》在健康指导方面指出："食不过量，天天运动，保持健康体重。"进食量和运动是保持健康体重的两个主要因素，食物提供人体能量，运动消耗能量。如果进食量过大而运动量不足，多余的能量就会在体内以脂肪的形式积存下来，增加体重，造成超重或肥胖；相反若食量不足，可能由于能量不足引起体重过低或消瘦。由于生活方式改变，人们的身体活动减少，目前大多数成年人体力活动不足，或缺乏体育锻炼。大家应改变久坐少动的不良生活方式，习惯天天运动，坚持每天多做一些消耗能量的活动。

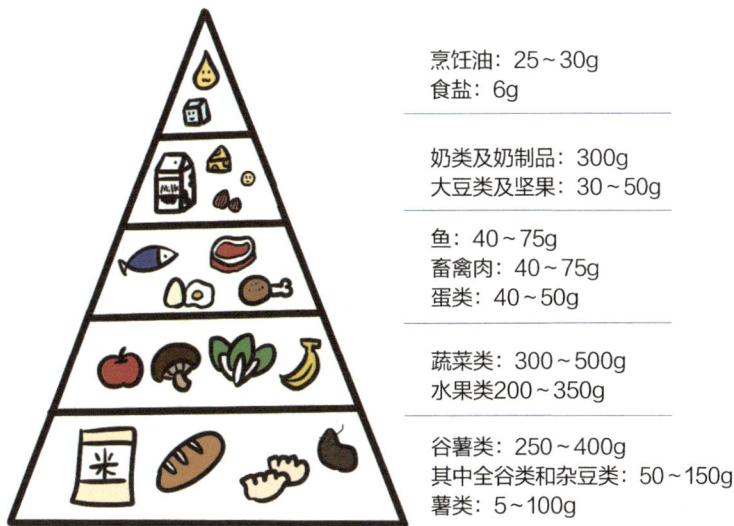

烹饪油：25～30g
食盐：6g

奶类及奶制品：300g
大豆类及坚果：30～50g

鱼：40～75g
畜禽肉：40～75g
蛋类：40～50g

蔬菜类：300～500g
水果类200～350g

谷薯类：250～400g
其中全谷类和杂豆类：50～150g
薯类：5～100g

1. 培养运动习惯

适当做运动可以减少内脏脂肪生成，减轻胰岛素抵抗，从而有利于预防痛风发作。对于尿酸轻度升高者，一般饮食与运动的调养，常常可使尿酸下降到正常范围，因此选择能够坚持的运动方式、培养运动习惯是十分重要的。

一般来说，如果没有明显心血管并发症，肾功能良好，关节功能正常，即使已有痛风结石，只要表面皮肤没有破溃，仍可适当运动。高龄人群未必适合做运动，因此对于老年发生的痛风与高尿酸血症，医生主要给予适当的药物治疗，从而避免过度运动。

几乎所有的人都知道运动对于人的健康十分重要，但不是所有的人都有运动的习惯。不运动总是有很多原因，如天气不好、心情不好、没有时间、下班太迟、太忙等，一个又一个很好的借口，其实关键是没有运动的观念和习惯。

2. 运动零负担

固定运动时段也是坚持运动的关键。减少负担，运动才能坚持，因此选择运动的条件可包括：在生活中很容易实施，不会感到困扰，不容易被天气等外在的条件所左右，即使没有特定的器材和设施也能进行，经济实用。

运动必须符合个人的生活习惯，没有兴趣的运动很难坚持。如果做的是有趣的锻炼，那么很有可能坚持下去，日复一日，周而复始。这是要在锻炼中获得更大收益的关键。有规律、坚持不懈地练习对健康有决定性的作用。另一方面，如果选择的运动感觉是在做苦力，觉得在强迫自己做某一种运动，那么不可避免地，运动将会半途而废。保持一定的运动量，每周宜运动 3 ～ 5 天，每次至少半小时。

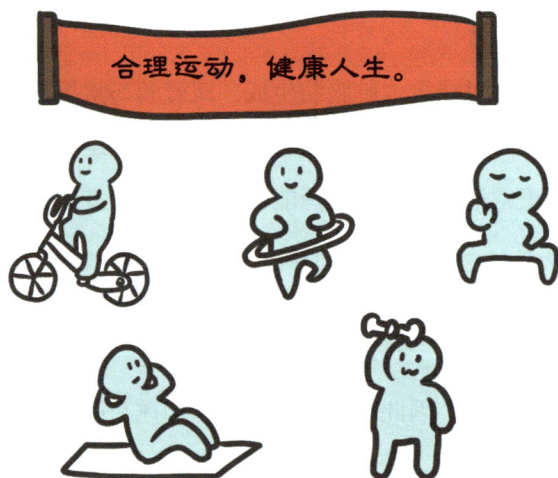

合理运动，健康人生。

3. 避免做剧烈运动

痛风患者多做运动，可使肌肉、关节更稳定，发病后疼痛感减少。但如果运动量过大、劳累，容易诱发痛风，主要的原因是运动促进新陈代谢，同时尿酸的产生也随之增加，激烈运动时出汗增加又未能及时补充水分，尿量减少，尿酸排泄减少。运动后，尤其是剧烈运动后，体内乳酸生成会增加，使尿酸不易排出，导致尿酸高。

剧烈、长时间的运动可使患者出汗增加，血液浓缩，肾血流量减少，尿酸、肌酸等排泄减少，出现高尿酸血症。另一方面，剧烈运动使有氧运动变成无氧运动，组织消耗能量增加，无氧酵解产生乳酸增加以致 pH 下降，不但增加尿酸生成，还诱发痛风。因此痛风患者要避免剧烈运动和长时间的体力活动。充分休息、及时补充水分可令因运动所导致的一次性尿酸升高恢复正常。因此，适度的运动有益健康，缓和紧张情绪，有益尿酸的降低，不必担心会引起痛风。

运动员是比较容易患痛风的高危人群。剧烈运动后尿酸增高，一般 24 小时后即可恢复正常，然而职业运动选手，每天均须做大运动量的训练，休息常不到 24 小时，尿酸值还未恢复正常前，又开始训练，体内尿酸含量常保持高水平值。

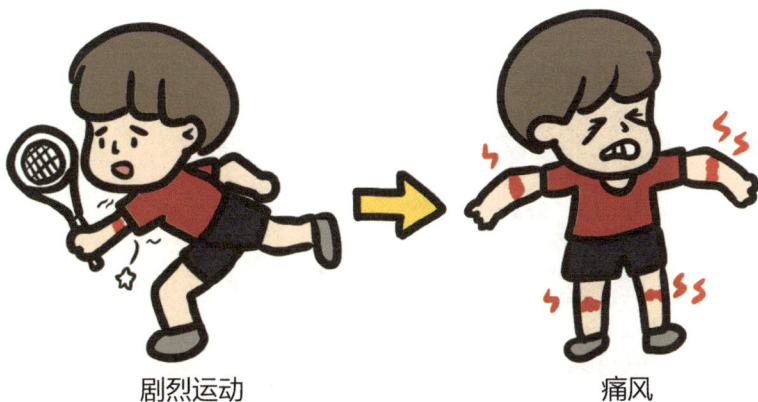

剧烈运动　　　　　　　　　痛风

4. 痛风患者选择运动项目时的注意事项

部分运动不适合痛风患者，特别是竞技性强、运动剧烈、消耗体力过多的项目，如快跑、溜冰、滑雪、踢足球、打篮球等剧烈运动，同时，大量消耗体力如登山、长跑、长距离游泳等也不可取。此外，应注意以下事项。

不宜做过于剧烈的运动，尿酸处于高位的时候更不要进行剧烈运动。尿酸高者，应该先通过必要的饮食控制、药物治疗等措施，待尿酸下降至正常或接近正常时，再安排比较大运动量的运动。

由于痛风患者多数合并超重、肥胖，这些患者一般不宜跑步、登山等，可以选择游泳等较柔和的运动。在痛风急性发作期不宜运动。

并发慢性肾脏病、肾衰者，需要特别限制运动量。

对于并发高血压、冠心病、心脏功能不好者，禁止无氧运动，如举哑铃等，因为这些运动会使血压骤然升高，对心脏造成极大的负担。

痛风石破溃，特别是在并发感染的情况下，运动量不能过大。

痛风患者一般不宜做剧烈运动，需要选择比较柔和的运动。柔和运动主要指相对于剧烈运动而言，短时间内耗体力少、出汗少的运动。事实上，有一定年纪者，由于存在不同程度的心功能下降，以及不同程度的骨关节问题，通常也不适宜过于剧烈的运动，应做柔和的运动。

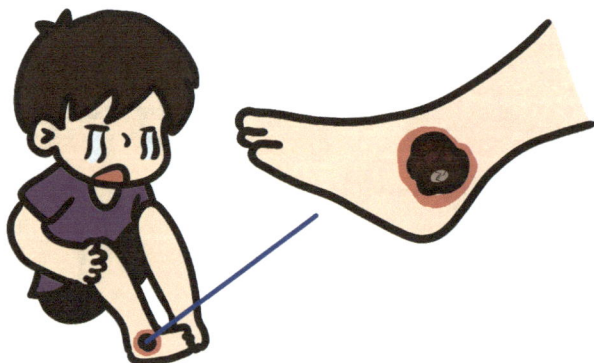

5. 适合痛风患者的运动

游泳：对腰腿部，特别是膝关节等部位的负担少，甚少造成关节损伤，不会游泳的人可学会游泳，确实不会者，在水中走路也是一种非常好的运动。不过，竞赛游泳和潜水则不太适合痛风患者。

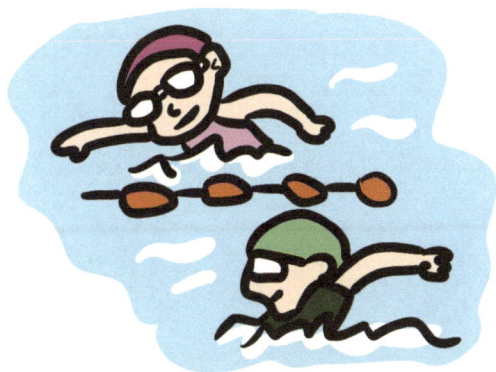

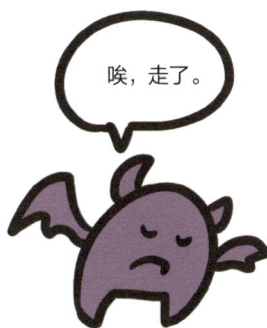

唉，走了。

痛风恶魔

球类：乒乓球、网球、高尔夫球等运动相对比较柔和，运动者如能够根据自己的节奏来进行，一般没有问题，但激烈的竞赛就不适宜痛风患者。

不过，上述运动或多或少地受到场地、器械、时间等的限制。更好的运动是能把运动融入生活之中，例如八段锦、健步走等。

八段锦：可在办公室等十分狭小的地方进行，对于同时有颈椎病的患者最为合适。

（1）第一节动作：双手托天理三焦。

1）开左脚至与肩同宽，双手于小腹前十指互插。

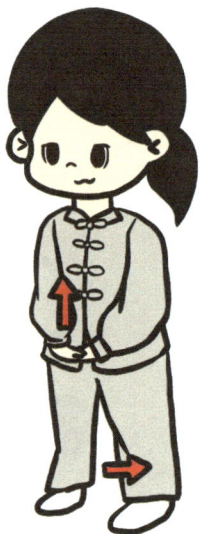

双手托天理三焦 1

2）双手托起，至胸前翻掌，手向上托时头向手望。

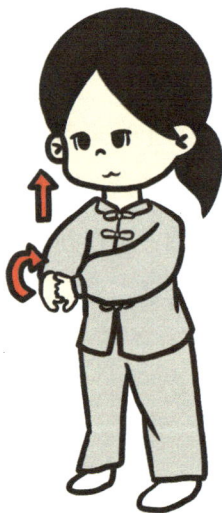

双手托天理三焦 2

3）手托至头顶，踮起脚尖，尽量向上伸展，保持一到两秒钟。

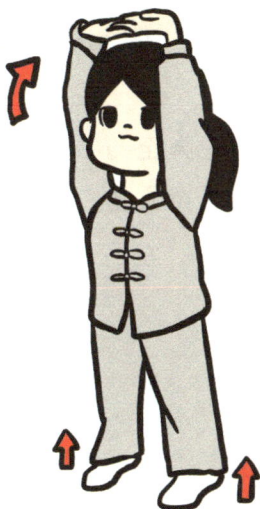

双手托天理三焦 3

4）两手左右两边分开至双腿旁，收左腿。换边重复。

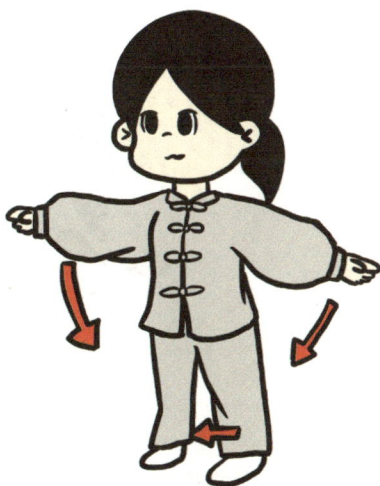

双手托天理三焦 4

（2）第二节动作：左右开弓似射雕。

1）开左脚至与
肩同宽，下蹲，搭
腕，与胸同高，左手
在前。

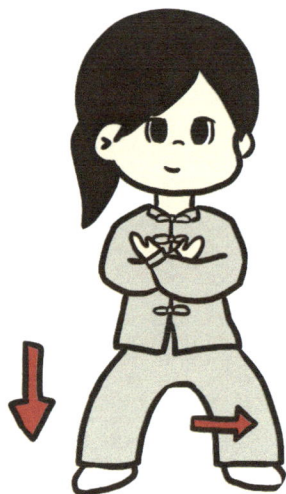

左右开弓似射雕 1

2）左手后三手指收起，右手握拳，左手翻掌往左伸，右手往右拉。

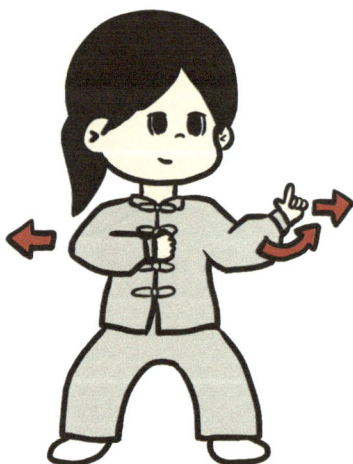

左右开弓似射雕 2

3）马步，头往左看，作拉弓状，保持一到两秒。

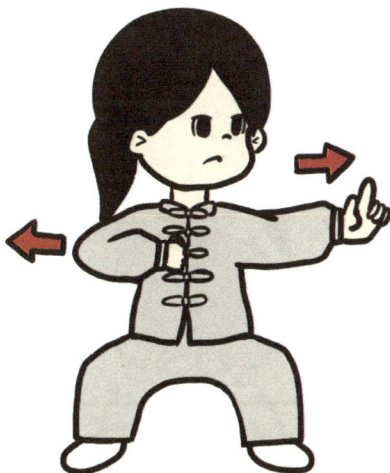

左右开弓似射雕 3

4）左右手变掌，右手画圆，重心右倒，收左脚并步。

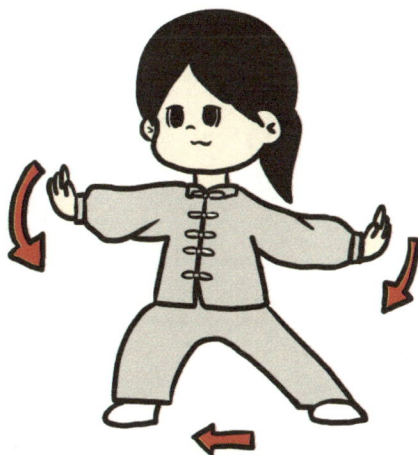

左右开弓似射雕 4

5）双手下落，回到桩功。换边重复。

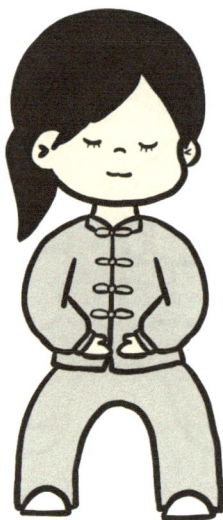

左右开弓似射雕 5

（3）第三节动作：调理脾胃须单举。

1）先举左手，慢慢
起身，左手上到胸前形成
一个抱婴的姿势。

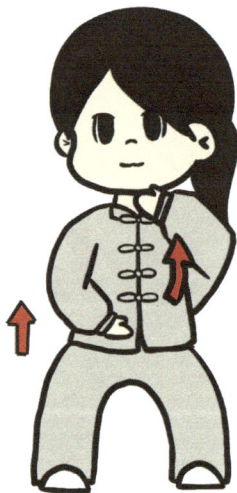

调理脾胃须单举 1

2）左手上穿，翻掌上举，指尖向右，右手下按，指尖往前。

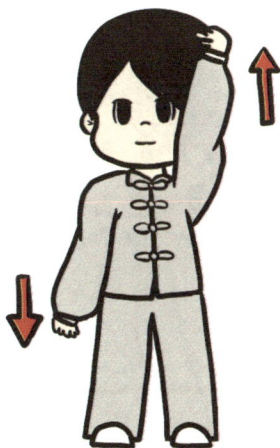

调理脾胃须单举 2

3）左手原路返回，左手一边翻转一边屈蹲，下落到胸前形成抱婴的姿势，形成桩功。换边重复。

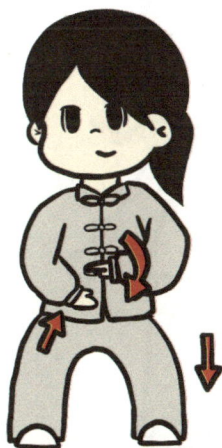

调理脾胃须单举 3

（4）第四节动作：五劳七伤往后瞧。

1）桩功预备，起身，双掌自然下垂。

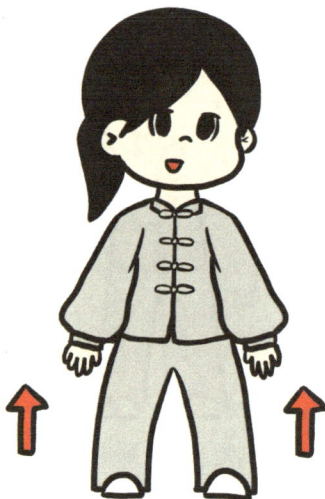

五劳七伤往后瞧 1

2）向左转头，翻掌，保持一至两秒钟。

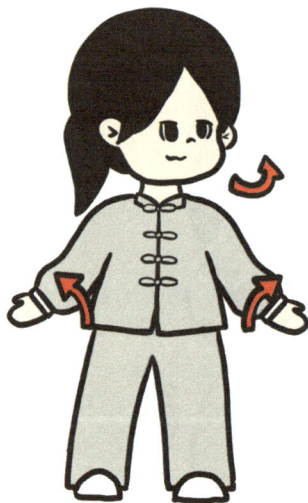

五劳七伤往后瞧 2

3）回正。

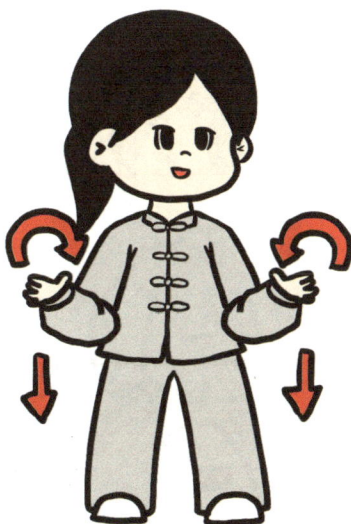

五劳七伤往后瞧 3

4）还原到桩功，换边重复。

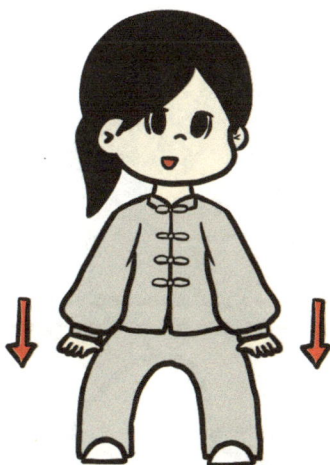

五劳七伤往后瞧 4

（5）第五节动作：摇头摆尾去心火。

1）开左脚与肩同宽，马步。

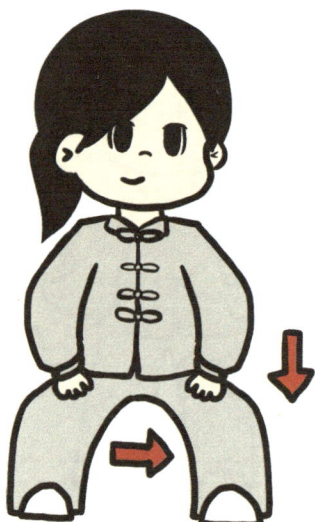

摇头摆尾去心火 1

2）水平向右转。

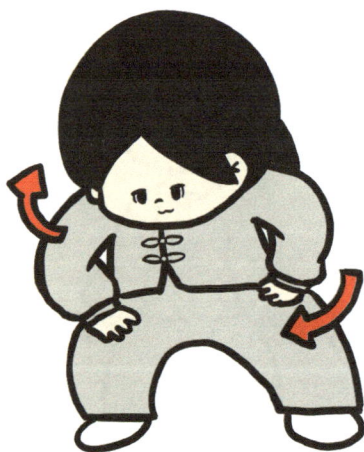

摇头摆尾去心火 2

3）往右后伸腰。

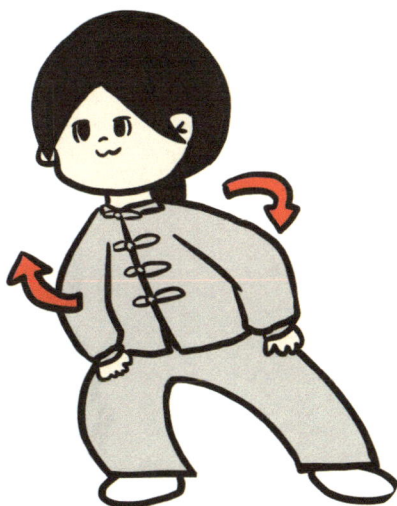

摇头摆尾去心火 3

4）经后面回到前面，换边重复。

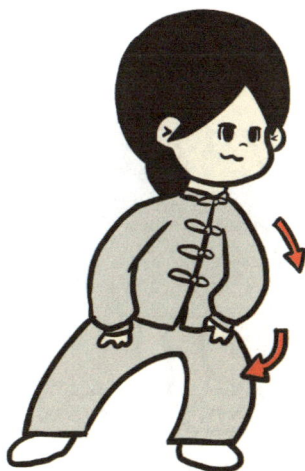

摇头摆尾去心火 4

（6）第六节动作：双手攀足固肾腰。

1）开左脚与肩同宽，上身前俯，两手从后腰命门沿双腿后侧下行。

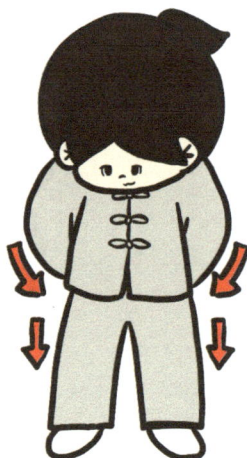

双手攀足固肾腰 1

2）下行攀握两足跟，双手沿脚跟外侧向脚尖移动，至脚尖处稍作停顿。

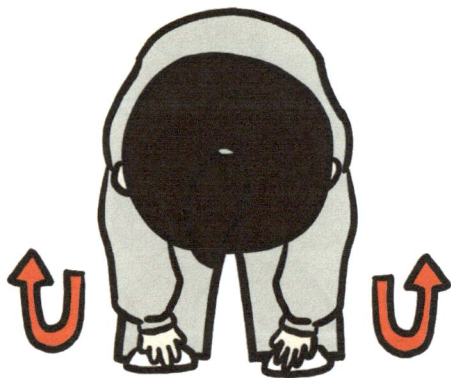

双手攀足固肾腰 2

3）上身慢慢直立，吸气抬臂上举至两耳侧。

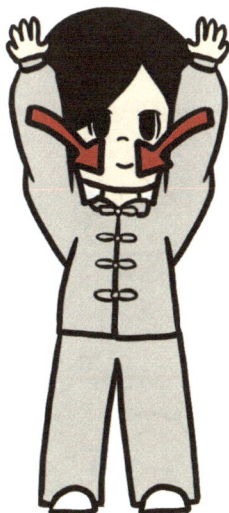

双手攀足固肾腰 3

4）呼气双手下按至腋下，穿掌，手部虎口对准两肋，沿身体背部曲线向下挪运至脚跟。重复整套动作。

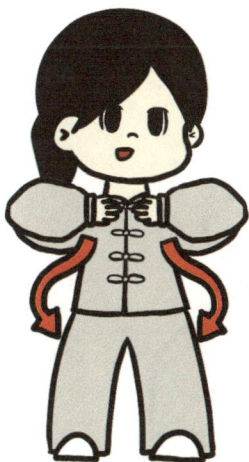

双手攀足固肾腰 4

（7）第七节动作：攒拳怒目增气力。

1）左脚向左开步，两腿徐缓下蹲成马步，两手固握收至腰间，拳心朝上，目视前方。

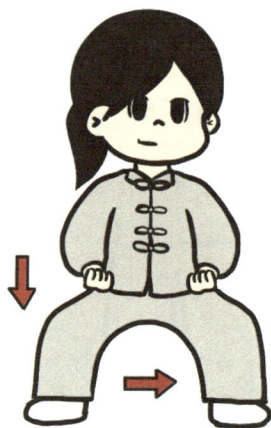

攒拳怒目增气力 1

2）左拳向前推出，拳心向下，怒目看左拳，右拳微向后拉。

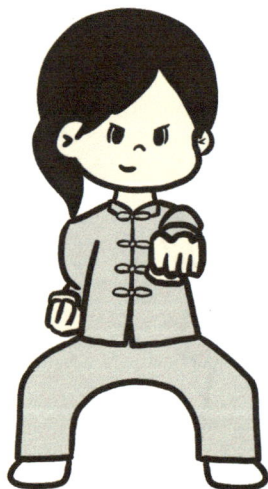

攒拳怒目增气力 2

3）左臂内旋，左拳变掌，虎口向下，目视左掌。

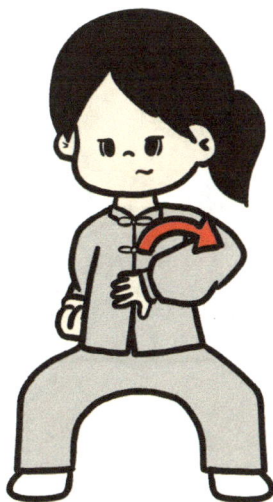

攥拳怒目增气力 3

4）左臂外旋，肘关节微屈，同时左掌向左由外向内缠绕。

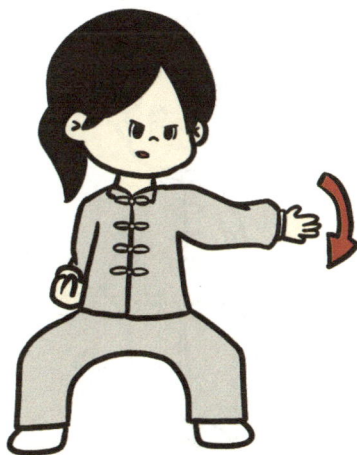

攥拳怒目增气力 4

5）变掌心向上后固握，大拇指在内，目视左拳。左臂屈肘，回收至腰侧，拳心朝上目视前方。右式动作与左式动作相同。

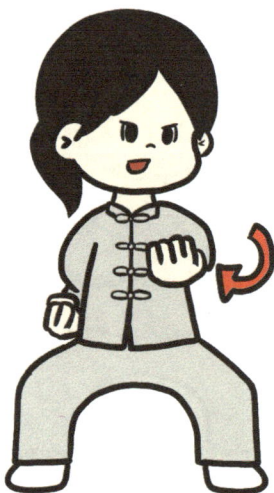

攒拳怒目增气力 5

（8）第八节动作：背后七颠百病消。

1）立项竖脊，后顶领起，沉肩垂肘，提肛收腹，掌指下伸。

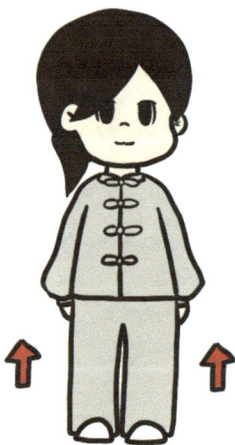

背后七颠百病消 1

2）脚跟提起，脚趾抓地，动作略停，目视前方。

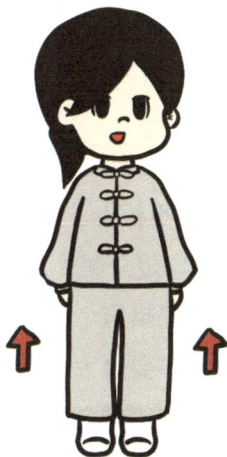

背后七颠百病消 2

3）脚跟徐缓下落，轻震地
面，咬牙，沉肩，舒臂，周身
放松，目视前方。

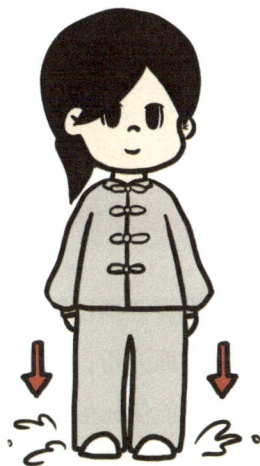

背后七颠百病消 3

以上动作的文字参考八段锦（国家体育总局版）；建议在专业人士
及家属陪同下进行。

健步走：选择公共交通上班的人士，可选择健步走的运动方式，而开车上班的人可选择走楼梯，不用上班的人则可到户外走走。

6. 运动不可过量

华佗云："人体欲得劳动，但不使极耳，动摇则谷气得消，血脉流通，病不得生，譬犹户枢，终不朽也。"两千年前，华佗就表明适量运动对于健康的重要。"管住嘴，迈开腿"意指合理饮食、适量运动，这是控制高尿酸血症、痛风的重要措施。

适当运动就是控制运动量不要过大，运动量一般控制在中等量。可以出汗判断，以轻微出汗为宜，不可大汗淋漓；或者再简单判断，运动时能够不太费劲地与人说话，如果感到费力就表示运动量过大了，应该及时减慢一点；或者运动后不感到倦怠，而又微微出汗，感到舒服。

要遵守循序渐进的运动原则，先从轻活动量开始，逐渐增加活动量，切不可一开始运动就运动量太大。要在一种适度、平稳的速度下进行锻炼。

二、戒烟对痛风防治有益

虽然没有证据证明吸烟会使尿酸浓度升高或诱发痛风急性发作，但从其机制方面分析，烟草中的尼古丁能使血管收缩，同时也使肾血管收缩，则有可能使尿酸的排出减少。因此痛风、高尿酸血症患者要戒烟。

吸烟对心血管的危害已十分明确，是心血管疾病的危险因素。痛风常并发高血压、高脂血症、动脉硬化、冠心病等心血管疾病，因此从间接的角度分析，吸烟不利于痛风治疗。吸烟百害而无一利，这已获广泛认同。烟草中的尼古丁是一种毒性比较强的物质。吸烟不但伤肺，更会伤害其他器官，如吸烟增加心肌梗死和心源性猝死的危险。特别是胆固醇过高的人，吸烟导致冠心病发病率增高。此外，吸烟也增加肺癌、肺心病、外周血管疾病的危险。其他与吸烟明确相关的常见疾病还有癌症、脑梗死、糖尿病周围神经病变、心绞痛、心肌梗死、闭塞性动脉硬化症、阻塞性肺病等。

三、出差和旅游时预防痛风发作

痛风患者常常在出差、旅游时，急性关节炎突然发作，肿痛难忍，不能活动，痛楚持续数日，甚至更长时间。

一些患者的尿酸水平高于正常值一倍，甚至数倍而不发病；但有的患者在关节炎发作时，尿酸是正常或近于正常的。这个现象说明痛风关节炎发作，除了尿酸升高这一重要因素外，还有其他诱发痛风发作的原因，如身体过度疲惫，关节局部受到撞击、挤压或摩擦，肢体在寒冷的气温中滞留过久等。

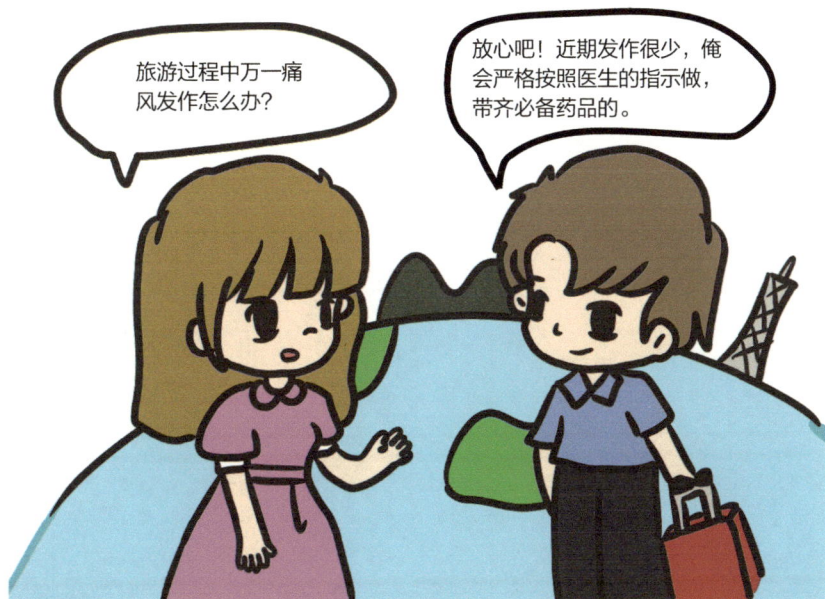

因此，痛风患者出差、旅游，要分析痛风急性发作的可能，并针对相关可能，实施有效的预防措施。具体的分析如下。

分析目前尿酸水平，尿酸愈高，痛风发作的可能性愈大。

衡量近期曾否发作，以及近期发作的频率，如果近期频发，则外出期间可能因劳累、关节过度、活动、损伤、环境寒冷潮湿、心情紧张、饮水不足等原因诱发痛风发作，需要带齐药品出发，包括降尿酸药和抑制炎症的药物。

第四节　痛风患者的心理调养

一、患者的意志力

控制尿酸、治疗痛风需要的是坚强的意志、明确的目标。

痛风的病理和预后都非常明确，其治疗方案也十分明确，也是与生活方式密切相关的一种疾病。高尿酸血症只要合理治疗，并不可怕，可怕的是因为没有合理治疗或没有治疗而导致了严重的并发症。

有些疾病的治疗效果是由医者的医术、药物等决定的，但大多数情况是由患者自己决定的，尤其是由患者的意志所决定！痛风的预后在一定程度上是由患者的意志决定的，包括选择健康的生活方式和坚持正确的方向。

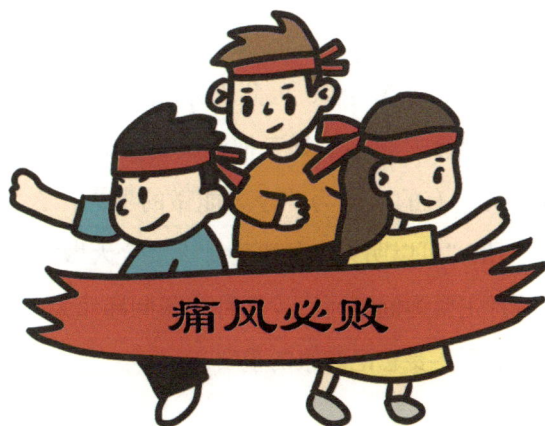

195

二、事业和健康两者可兼得

痛风多发于中年人，对中年人而言，忙碌是一个绝好的借口。因忙碌而忽视健康者确实非常普遍。香港大学佛学研究中心创办人、著名佛学研究者释衍空大师曾对"忙"做了精辟的解释，认为人不可"忙"，因为"忙"字的汉字结构是竖心旁加上一个"亡"字，"忙"意味着"心死"。释衍空大师在《正觉的道路》序言中写道："两千六百多年前，释迦牟尼佛生于人间，领悟到生命是有'沉迷'和'觉醒'的两条路。沉迷的人生是充满无奈、束缚和痛苦，犹如一辆失控的马车，有马拉着乱跑乱撞。觉醒的人生是有方向、活力和真正的幸福和安乐，犹如一辆有精明马夫驾驶的马车，能安稳地到达目的地。"

我们常常在地铁电梯上看到一些人匆匆忙忙地"跑电梯"，事实上如此匆忙没能省下多少时间，很多匆匆忙忙跑下电梯、走进车厢的人，与悠闲站电梯，悠闲走进车厢的人会同时出站。其实这是一种匆忙的习惯，常常在最后一秒钟走出家门去上班，因此非常怕迟到，遂一路匆忙，一心匆忙。其实，早10分钟睡觉，早10分钟起床，早10分钟出门上班，一路上就无须再匆忙。当然也有人任何时候都匆忙，那更是需要及时调整生活节奏了。

痛风亦往往合并心血管疾病，因此所有预防心血管疾病的措施，对于痛风患者都十分重要。很多人处于把健康变卖给时间和压力的时代，工作永远也做不完，有的人认为"今天能做的事为什么要留到明天去做"，有的人则主张"可以明天做的事为什么要今天做完呢"。前者主要为事业而言，后者主要为健康而言，两种主张同样伟大。因此，在追求事业成功之时，千万不要忘记健康的重要。

三、肥胖患者面对的社会和心理问题

痛风多见于肥胖者。在现代社会，肥胖者往往受社会观点、新闻传媒宣传的影响，对自身的体形不满，在社交中会受到排斥，人们爱把减肥作为时尚。往往有些体重处于正常范围的人，还在奋力减肥，结果造成严重营养不良，甚至厌食症。

另外，暴饮暴食是肥胖患者中常见的一种心理病态行为。其主要特点是常常出现无法控制的食欲，甚至在夜里醒来，还想吃东西，特别是甜品。有的因为精神压力大，通过拼命饮食来减压。

饮食习惯不良有时与肥胖者的节食行为有关，如在上顿少吃或不吃后，下顿大量进食，有的怕发胖，在大量进食后引吐。这些与肥胖相伴的行为都有害身心健康。

四、患者亲人及家属的支持

没有亲人及家属的理解和支持，防治痛风难以奏效。不过有时家属过度限制饮食，又会造成患者生活无乐趣，影响生活质量。

家属对待痛风患者要避免两种极端态度：其一是不闻不问，放任自由；其二是过于苛求。患者要详细了解痛风的病情特点，以及饮食、运动等基本要求，家属也要了解治疗该病的长期性和饮食控制的重要性，对患者多些鼓励和支持，避免挖苦、讥笑。

有的患者家属对痛风饮食控制理解不正确，认为只要控制好饮食，什么问题都解决了，殊不知控制痛风是一个系统工程，需要多方面配合，如运动、必要的药物等。过于强调饮食控制，令患者食而无味，感觉生活毫无乐趣，这样也不利于病情改善。

　　痛风好发于男性，很大程度上是吃出来的病，家属一定要了解患病亲人的健康情况，要陪同他就诊，多了解一些疾病预防与调理的知识与技巧，平时注意多选用低嘌呤的食材。患者如果由于工作需要外出就餐，进食含高嘌呤食物多了，这时家属要懂得如何协助进行饮食调养。如果外出用餐不能避免，就设法劝告患者尽量少吃高嘌呤食物，尽量避免喝酒。

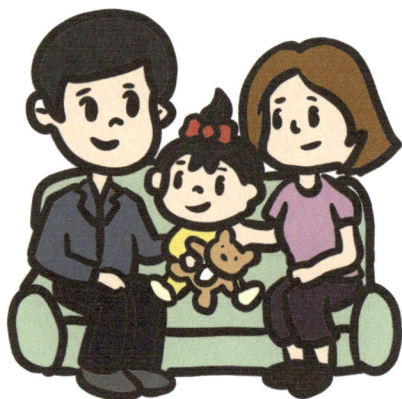

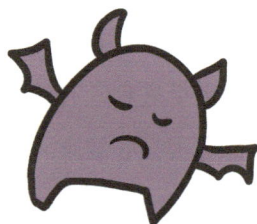

痛风恶魔

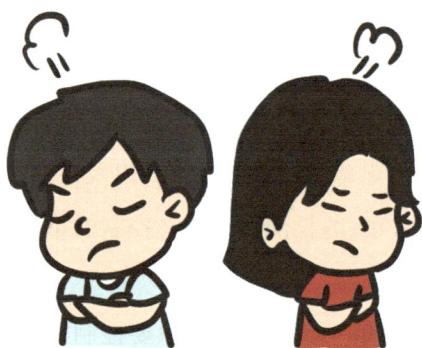

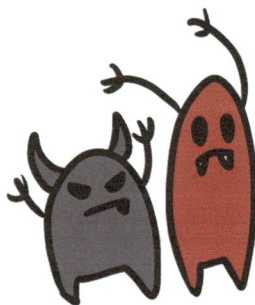

痛风发作频繁　并发症出现

医患健康咨询

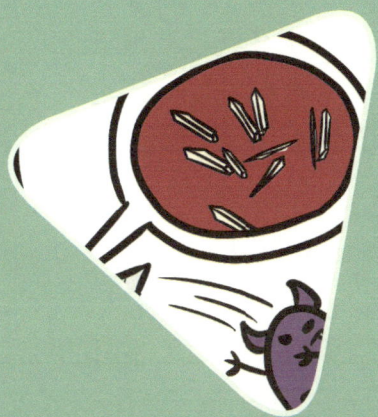

怎样确定我的膝关节痛是不是痛风导致的

随年纪的增大，一侧或双侧的膝关节疼痛亦开始出现，此时，有不良生活习惯、高尿酸血症和肾脏病变患者等高危人群的思路便开始"活络"开来："我膝关节痛是不是得痛风了啊？"面对这类常见问题，我们先来了解一下什么是痛风。

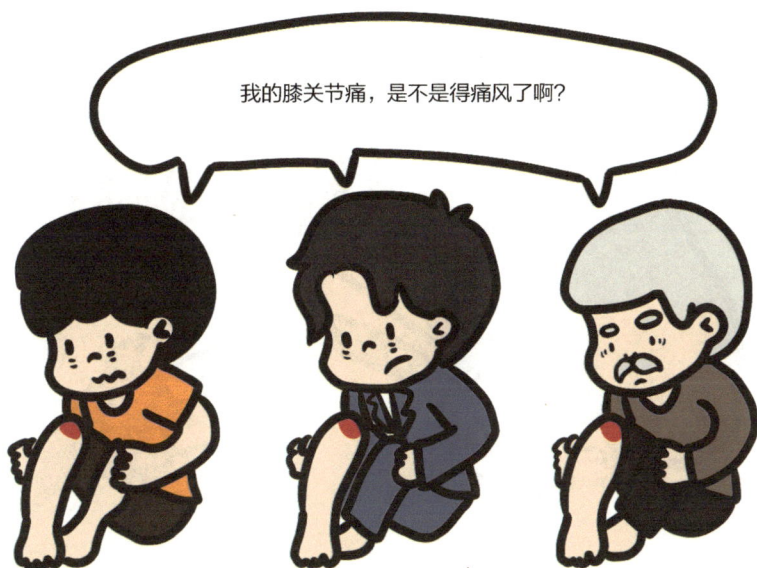

　　痛风是由于嘌呤代谢紊乱，尿酸产生过多或尿酸排泄不良而导致血尿酸升高，尿酸盐结晶沉积在关节、组织中引起的慢性疾病，典型症状为深夜关节痛，呈撕裂样、刀割样或咬噬样，进行性加剧，其受累关节及周围组织常表现为红、肿、热、痛和功能受限。首次发作多侵犯单关节，以第一跖趾关节为主，其次为足背、足跟、踝、膝、腕和肘等，也可同时累及多个关节，表现为多关节炎。倘若除开膝关节疼痛还有上述其他症状，那么最好去医院确诊一下。

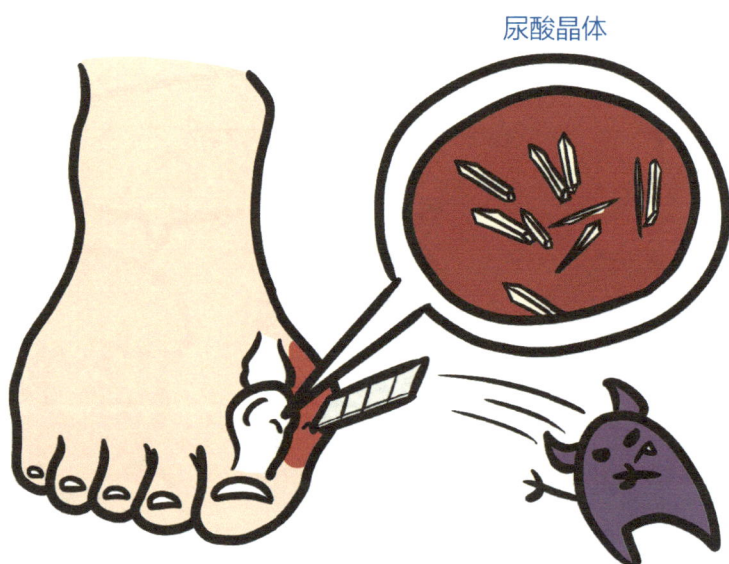

尿酸晶体

为什么说痛风和平时吃什么东西有关

很早之前人们便意识到痛风的发生与摄入的饮食有密切联系，尤其是富含嘌呤的食物与乙醇饮料。在民间，痛风被认为是一种"帝王病"或"富贵病"，亚历山大大帝、腓特烈大帝、忽必烈和歌德等不少帝王，名人和达官显贵都曾苦受其害。

痛风被称为"帝王病"或"富贵病"

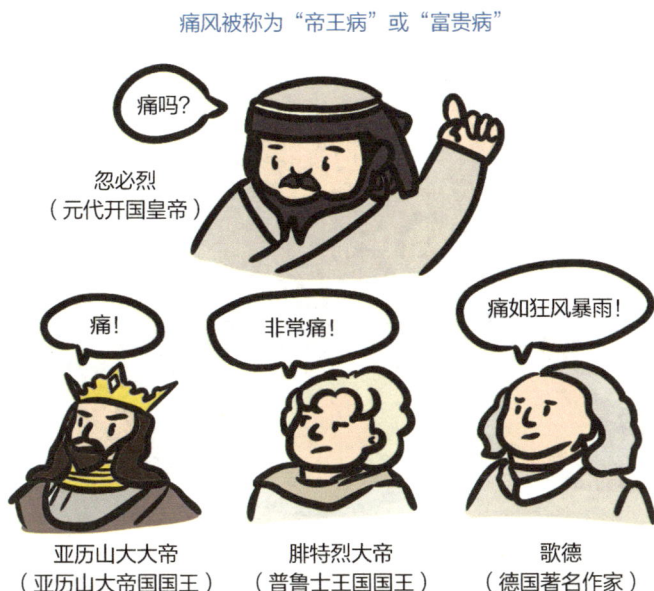

摄入人体的食物中，蓄积在体内的嘌呤大部分都转化为尿酸，使体内尿酸的合成增加，血尿酸浓度升高。酒亦是促发痛风的重要因素之一，此指所有酒类，包括啤酒均可促发痛风。酒的主要成分为乙醇，乙醇的代谢可使血乳酸浓度升高，而升高的乳酸会抑制肾脏对尿酸的排泄，使血尿酸浓度升高；同时乙醇能促进腺嘌呤核苷酸转化而使尿酸增多。

此外，有研究表明果糖、高果糖浆会增加痛风发生的风险。果糖在代谢过程中产生尿酸生成前体，使血尿酸水平升高。另外，摄入过多果糖还可引起胰岛素敏感度下降，使血尿酸水平间接增高，尿酸排泄减少。

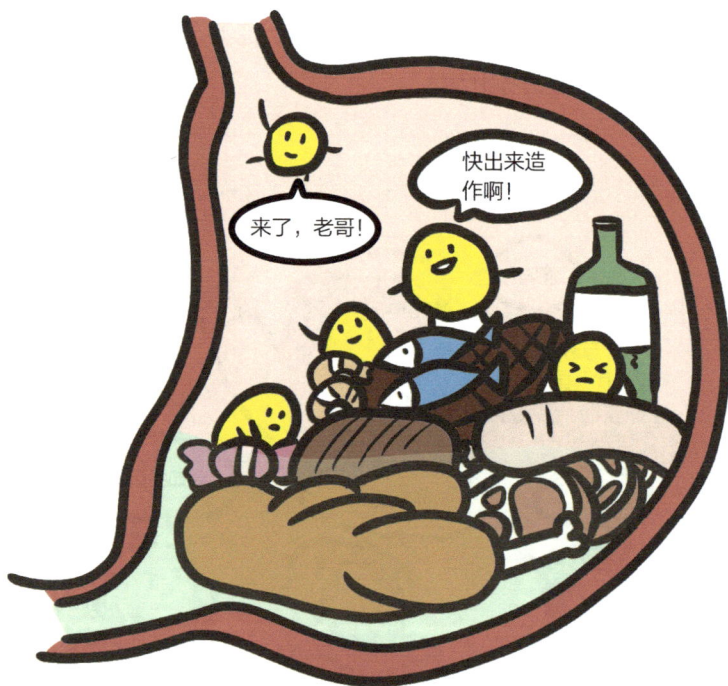

痛风和遗传有关吗

痛风为多基因遗传性疾病，其发生是遗传因素和环境因素相互作用及共同作用的结果。研究表明，遗传因素是痛风发病的主要致病因素。原发性痛风常有明显家族聚集性，原发性痛风患者中10%～25%有阳性家族史，患者的近亲中15%～25%患有高尿酸血症，故认为原发性痛风是常染色体显性遗传，但外显性不全。

诱发痛风的环境因素包括内环境和外环境。肥胖、胰岛素抵抗、高血糖、脂代谢紊乱、高血压等是常见的内环境因素。这些因素通过影响尿酸的合成和排泄诱发高尿酸血症，导致痛风。海拔、温度、湿度、大气污染、土壤和水源污染及特殊职业如重金属行业等外环境因素也可通过影响肾尿酸排泄或促进尿酸盐结晶的形成，诱发痛风。

因此，痛风的发作是遗传因素和环境因素相互作用及共同作用的结果，具备患病基因不一定会发病，而养成良好的生活习惯能有效预防发病。

什么原因会导致痛风

痛风发作时关节红、肿、热、痛，甚至疼痛剧烈不能忍受，被许多人认为是"天下第一痛"。1799 年英国著名漫画家詹姆斯·吉尔瑞曾发表漫画《痛风》，将痛风绘画成一个正啃噬人脚的黑色恶魔，形象而深刻地体现出痛风患者的极度痛苦。

1. 痛风发作的前提条件是高血尿酸症

正常成人每天产生约 750mg 尿酸，并进入尿酸代谢池，代谢池中的尿酸每日约有 60% 进行代谢，其中有约 1/3 经肠道进行分解代谢，约 2/3 经肾脏排泄出去，从而可维持人体内尿酸水平的稳定，其中任一环节出现问题均可导致高尿酸血症。

人体内血尿酸越高，痛风发作越频繁。有研究表明：血尿酸 ≥ 600μmol/L 时痛风的发生率为 30.5%，血尿酸 < 420μmol/L 时痛风的发生率仅为 0.6%。

高尿酸血症未必都发生痛风。但在酗酒、关节损伤、局部温度降低、局部 pH 降低、疲劳等条件下，尿酸可能在关节内形成尿酸盐结晶，从而诱发痛风发作。血尿酸上下波动也会诱发痛风发作，体内血尿酸的突然升高，使得尿酸在关节滑液中形成针状尿酸盐结晶；而血尿酸的突然降低，则可使关节内的痛风石表面溶解，释放出针状尿酸盐结晶，从而诱发疼痛。

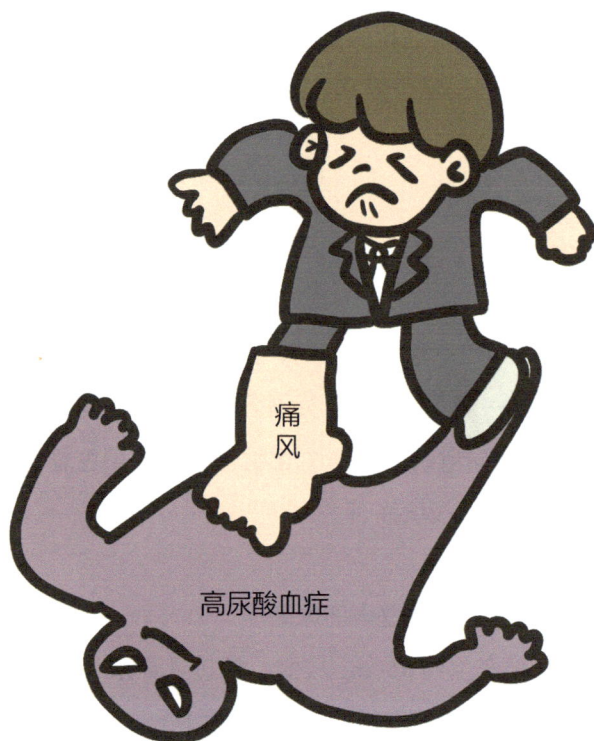

2. 常见诱因

（1）饮酒：此指所有酒类，包括啤酒均可促发痛风。酒的主要成分为乙醇，乙醇的代谢可使血乳酸浓度升高，而升高的乳酸会抑制肾脏对尿酸的排泄，使血尿酸浓度升高；同时乙醇能促进腺嘌呤核苷酸转化而使尿酸增多。

（2）高嘌呤食物摄入：一次性大量的摄入高嘌呤食物会导致血尿酸

的快速升高，如动物的肝、肾等内脏，海鲜及牛羊肉等红肉。同时因肉汤中嘌呤的含量高于肉食本身，故痛风患者应少食羊杂汤、老火炖汤、涮锅汤等"高危"汤食。

（3）肥胖：肥胖不仅使尿酸在肝中合成增多，还可以使尿酸的肾排泄减少。且大量的临床资料表明，原发性高尿酸血症和痛风的患病率会随体重指数的增高而增高，故肥胖是引起痛风的重要因素。

（4）温度：关节局部温度的降低，血尿酸易在关节滑液中形成针状尿酸盐结晶从而诱发疼痛，故在冬天或夏天空调室内应多注意关节的保暖。

（5）损伤：行走过多过久、剧烈运动等会对关节造成慢性损伤，造成关节液内白细胞增多，加上尿酸刺激，增多的白细胞产生炎性细胞因子诱发无菌性炎症发作，从而引起痛风发作。

（6）药物：影响痛风的药物大部分是通过影响尿酸在肾的转运过程，使肾对尿酸的排泄减少，从而诱发痛风。如氢氯噻嗪、呋塞米等排钾利尿药；喹诺酮、青霉素和头孢菌素类抗生素；影响嘌呤代谢的左旋多巴等。

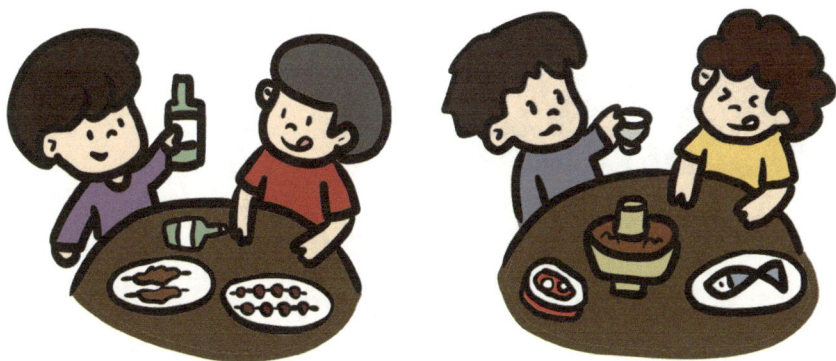

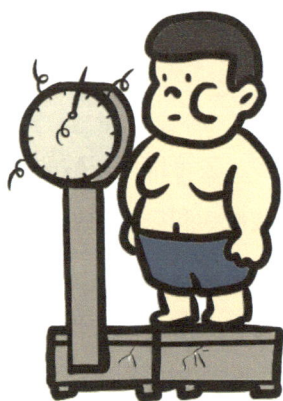

超重

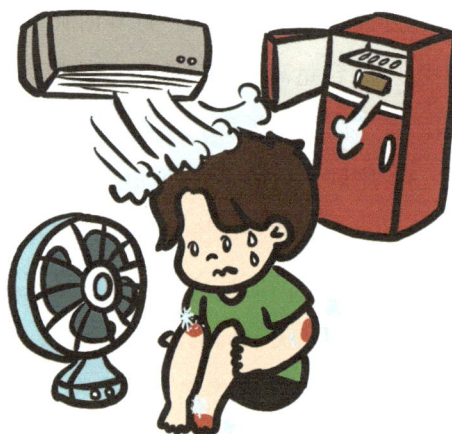

受凉

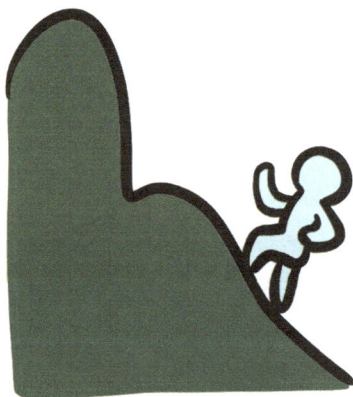

剧烈运动、劳损

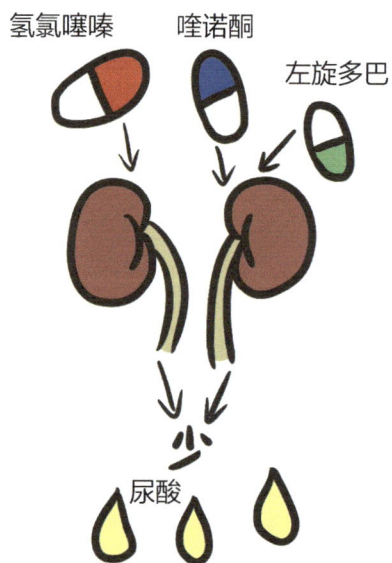

氢氯噻嗪　喹诺酮　左旋多巴

尿酸

哪些人容易得痛风

受血尿酸持续升高的影响，痛风病发作时的关节红肿等症状常常让人痛苦难言，因此对该病病因我们要了解，及早做好预防。那么，痛风易患人群有哪些呢？

（1）性别因素：较之女性，男性更易患痛风，男女发病比例为20∶1。女性体内雌激素能促进尿酸排泄，并有抑制关节炎发作的作用，绝经后女性患痛风概率明显增高；而男性喜饮酒，喜食富含嘌呤、蛋白质的食物，使体内尿酸增加，排出减少。

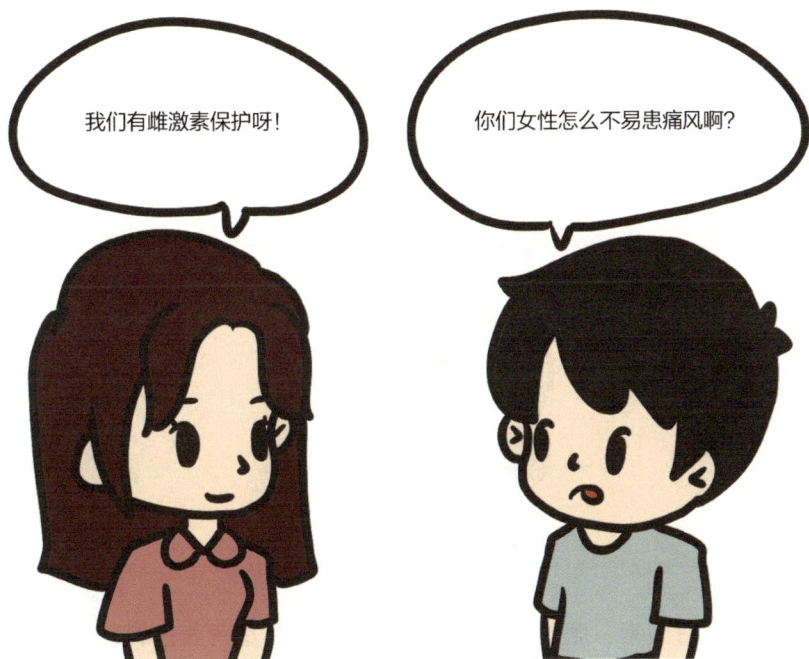

我们有雌激素保护呀！

你们女性怎么不易患痛风啊？

（2）年龄因素：年龄大较易患痛风，发病年龄约为45岁左右。不过，现在人们物质生活提高，营养过剩，运动相对减少，痛风正在向低龄化发展。

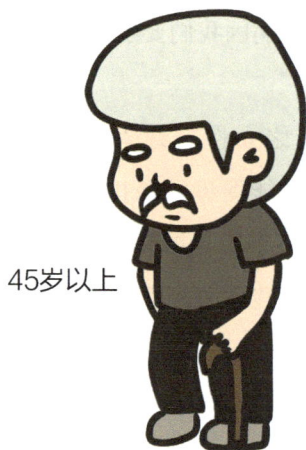

45岁以上

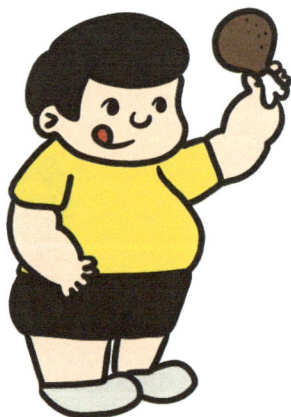

（3）体重因素：肥胖人群更易患痛风。尤其是营养过剩、进食肉类蛋白质较多、又不爱运动的人易患痛风。

（4）职业因素：社会应酬较多和脑力劳动者易患痛风。

（5）饮食因素：高嘌呤饮食过多、饮酒的人易患痛风。

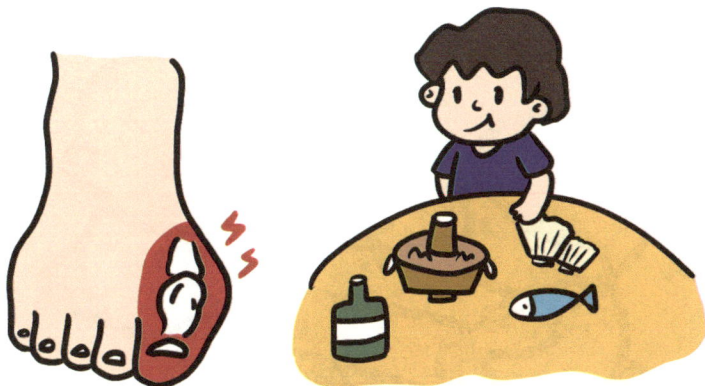

从以上的痛风易患人群中，我们不难发现大部分都是生活因素造成的，所以保持良好的生活习惯，将血尿酸浓度控制在一定范围内，可做到远离痛风，防患于未然。

体检时医生说尿酸高了是不是患了痛风，为什么

当血尿酸水平超过血液中尿酸的饱和浓度时，就会形成结晶盐析出，沉积于关节、肾脏和皮下等部位，导致组织损伤和炎症的发生，可表现为痛风性关节炎、痛风肾、痛风石等。因此，血尿酸成为了体检时诊断痛风的重要参考标准。一般而言，血尿酸水平高于420μmol/L，就是尿酸偏高了，医学上称为高尿酸血症，但尿酸高并不一定就是痛风。

大量酸性食品的摄入，往往会导致体内尿酸偏高，损伤肾功能，影响泌尿系统的正常功能，从而引起尿路结石和尿路感染等异常反应，属于高尿酸血症范畴。但如果控制不及时，则很有可能继续恶化，转变为痛风。如果只是尿酸偏高，无其他伴随症状，则可能是单纯的血尿酸偏高症状，属于代谢疾病。如果病情不是特别严重，一般不会出现恶化，

也不会导致痛风症状。

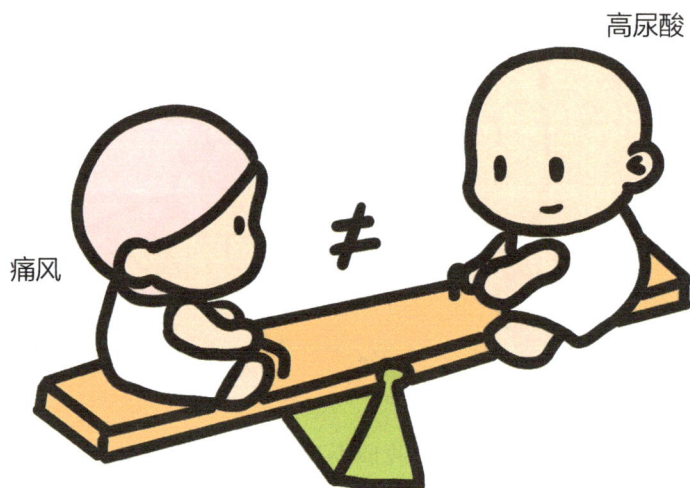

痛风发作和天气有关吗

　　寒冷的天气容易导致痛风的发作，所以痛风有明显的季节性，并多发生于春夏和秋冬季节交替之时，可能与气温、气压及湿度改变有关，其中尤以气温变化为主。

　　众所周知，尿酸钠的溶解度与温度密切相关，人虽为恒温动物，但不同部位有明显的差别，周围环境温度越低，人体四肢末梢的温度也越低，使得尿酸盐析出引起痛风。因此，寒冷是诱发痛风发作、加重的重要因素。在寒冷的冬季注意保暖，在湿热的夏季避免恣意吹空调等，可避免因肤温过低而引起痛风。

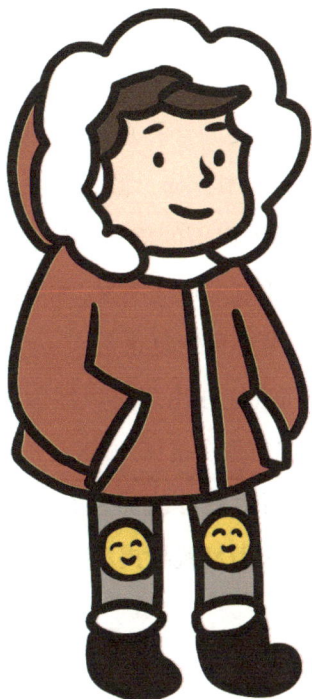

类风湿关节炎与痛风的鉴别要点有哪些

类风湿关节炎是一种慢性风湿性疾病，其主要临床表现为慢性、对称性、多滑膜关节炎和关节外病变。此病与痛风有相似之处，临床上易造成误诊，需从以下几点加以区分。

（1）概念上：目前普遍认为类风湿关节炎是一种慢性自身免疫性疾病；痛风为体内嘌呤代谢紊乱，尿酸代谢异常，使体内尿酸过多，导致尿酸盐结晶沉积在关节、组织中而引起的慢性疾病。

（2）发病人群：前者发病率女性高于男性；后者发病率男性高于女性。

（3）好发部位：前者多见于近端指尖关节、掌指关节、腕关节、踝关节和膝关节等；后者多见于趾关节、踝关节等，尤其是第 1 跖趾关节。

（4）症状：前者发病缓慢，晨僵 ≥ 60 分钟，多关节炎（14 个关节区中至少 3 个以上部位关节炎）与手关节炎（腕或掌指或近端指间关节至少 1 处关节炎），早期有关节疼痛、僵硬肿胀，晚期会出现关节畸形，急性期的患者可能出现 38℃以下的低热；后者起病急，容易发作于夜间，关节局部肿胀，皮肤暗红，压痛明显，不敢活动，急性发作后 1 周左右，症状逐渐消失，关节亦可恢复正常。

（5）实验室检查：前者往往出现类风湿因子（RF）较高，环状胍氨酸多肽抗体（CCP）、抗角蛋白抗体（AKA）阳性，血尿酸水平正常；而后者出现血尿酸浓度高，正常值男性为 70mg/L，女性为 60mg/L，高者可达 180mg/L 以上，关节液镜检提示存在尿酸盐结晶。

如何鉴别痛风与其他关节疾病

在诊断痛风的过程中，有时并不能明确或迅速检验到尿酸盐结晶这一金标准，此时便需要我们了解痛风与其他常见关节疾病的区别，有效排除其他关节病以明确诊断。

（1）创伤性关节炎：创伤性关节炎与痛风的表现有些相似，但前者患者往往存在关节的外伤史，在做 X 线、CT 等影像学检查时均可发现有外伤的痕迹。另外，患者血尿酸一般不高，关节滑液中也没有尿酸盐结晶形成。

（2）感染性关节炎：感染性关节炎除关节的红肿热痛之外，严重者还会出现波动感，甚至发热等全身症状。而其疼痛往往不如痛风那般剧烈。实验室检查上其周围血白细胞计数增高，血尿酸一般正常。做关节炎培养则会发现存在相关细菌的感染病灶。

（3）银屑病关节炎：银屑病关节炎起病隐袭，起病前常无明显诱因。皮疹多发生于关节炎之前，表现为丘疹或斑块，圆形或不规则形，有"白色屑鳞、发亮薄膜、点状出血"三联征。其关节炎常累及远端指（趾）间关节、掌指关节和跖趾关节，少数可累及脊柱，导致受累关节疼痛、肿胀、晨僵和功能障碍。多数患者存在指（趾）甲病，常表现为顶针样凹陷。此外，少数患者可有血尿酸的增高，有时与痛风较难区分。X线检查可见外周关节骨质破坏与增生，中间指骨远端因侵袭破坏变尖和远端指骨骨质增生造成铅笔帽样或望远镜样畸形。

痛风一定会有关节红肿热痛吗

关节红肿热痛是痛风的典型症状，很多人一提到痛风便会想到关节的红肿热痛，认为痛风一定会有关节红肿热痛的表现，事实不然。

痛风的发展大致可分为四个阶段。

（1）无症状高尿酸血症期：此期患者血尿酸浓度增高，但并未出现临床上的关节炎症状，无症状的高尿酸血症可能终其一生都会存在，但也可能会转变成急性痛风关节炎或肾结石，临床大约只有 5% ~ 12% 的高尿酸血症患者表现为痛风发作。

（2）痛风急性发作期：痛风急性发作表现为关节及周围组织红肿热痛，且疼痛剧烈，伴明显触痛，第一个发作的关节通常是第一跖趾关节。

（3）痛风发作间期：指痛风第一次发作消退后进入发作间隙期，患者未出现任何临床症状。发作间期长短不等，可能会持续一两天至几周。临床上约有 7% 的患者痛风症状会自然消退，不再发作，但是绝大部分患者会在一年内复发。

（4）慢性痛风结石期与慢性痛风关节炎：体内尿酸盐结晶沉积在软骨、滑膜及软组织中形成隆起的痛风石。有时候会引起局部溃疡，不易愈合，皮肤破溃后会有白色粉末状结晶排出。甚者会引起关节变形或慢性症状，足部的严重变形可造成患者穿鞋上的严重障碍。此外，约40%的痛风患者可出现肾脏损害。

因此，患者只有处于痛风急性发作期与慢性痛风急性发作时才有关节红肿热痛的表现。

痛风发作该热敷还是冰敷

痛风急性发作时疼痛难忍，缓急止痛是首要目标。药物治疗是最有效的办法，常用的有三类药物：秋水仙碱、非甾体抗炎药和激素，其中，前两者是一线药物，应首选。但面临突发乏药的情况，很多患者出于常识，便会选择进行热敷或者冷敷以缓解疼痛。

实际上，痛风急性发作时48小时内不可热敷患处，因为热敷会使血管扩张，加重局部的肿胀、疼痛。

既然热敷不可以，很多人就会选择冷敷。冷敷虽然可以暂时减少炎性的渗出，减轻局部的红肿、疼痛，但是低温会使局部的血管收缩、血流减少，不利于炎症的吸收与消散，过低温甚至会使尿酸盐结晶形成，堆积于关节部位而加重炎症。

所以在没有更好选择的情况下，可选择冷敷来缓急止痛，但建议取两层保鲜袋，装半冰半水，再外包一层毛巾，冷敷患处，防止温度过低，加重炎症。

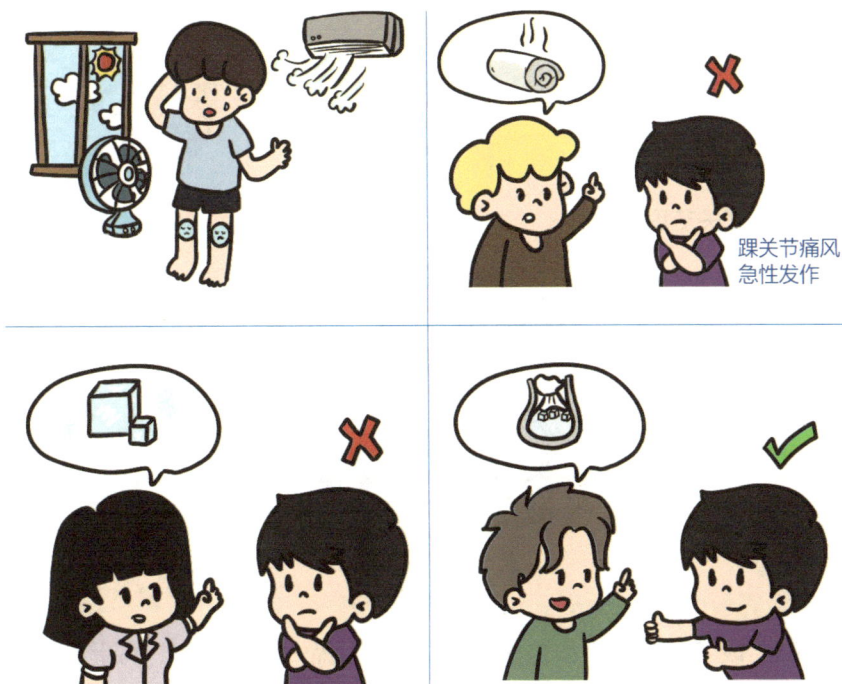

踝关节痛风
急性发作

如何改善生活习惯，自我防治痛风

生活方式改变对痛风防治功不可没。那么，如何改善生活习惯以自我防治痛风呢？有如下几点。

（1）认知上的转变：重视痛风。该病急性发作后可短时间内自行缓解而不被患者重视，但如果长期控制不佳可形成慢性痛风石，并大量沉积在关节腔内造成关节的骨质破坏，严重时甚至会因尿酸盐沉积于肾间质而引起慢性肾病，最终导致肾衰竭。部分患者还会出现尿路的尿酸盐结石，表现为肾绞痛、血尿、排尿困难、泌尿系感染等症状。

痛风是可以累积全身脏器的疾病，对人体造成极大的危害。高尿酸血症及痛风发病率越来越高，有明显的年轻化趋势，我们应该加强对此病的重视。

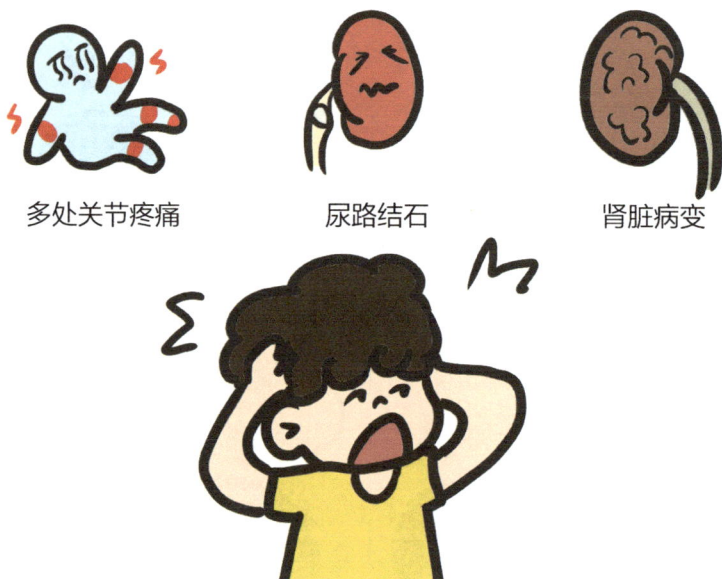

多处关节疼痛　　　　尿路结石　　　　肾脏病变

（2）改变饮食结构：①禁食"三高"食品——高脂肪、高蛋白、高糖。脂肪会阻碍肾脏尿酸的排泄；蛋白质食物使肉源性嘌呤合成增高；糖类如蔗糖则会分解成果糖，从而增加血尿酸。②禁食高嘌呤食物。如动物内脏、各种肉类、豆芽、海鲜（贝类、鱼类）及菌藻类。③禁饮酒。酒的主要成分为乙醇，乙醇的代谢可使血乳酸浓度升高，而升高的乳酸会抑制肾脏对尿酸的排泄，使血尿酸浓度升高；同时乙醇能促进腺嘌呤核苷酸转化而使尿酸增多。④禁吸烟。吸烟不仅对心脑血管、呼吸系统有很大破坏力，也严重影响营养代谢性疾病及自身免疫性疾病的治疗效果。⑤少吃产酸食物，多食碱性食物，如蔬菜、水果、五谷杂粮、牛奶、蛋类等。酸性食物的摄入会使尿液偏酸性，不利于尿酸的排泄，而碱性食物可以保持尿液偏碱性，促进尿酸溶解，增加尿酸排出量。⑥多饮水，少喝汤及饮料等。血尿酸偏高者要大量饮白开水，保证每日饮水量在 2000mL 以上，从而促进尿酸排泄，防止尿酸结石形成。

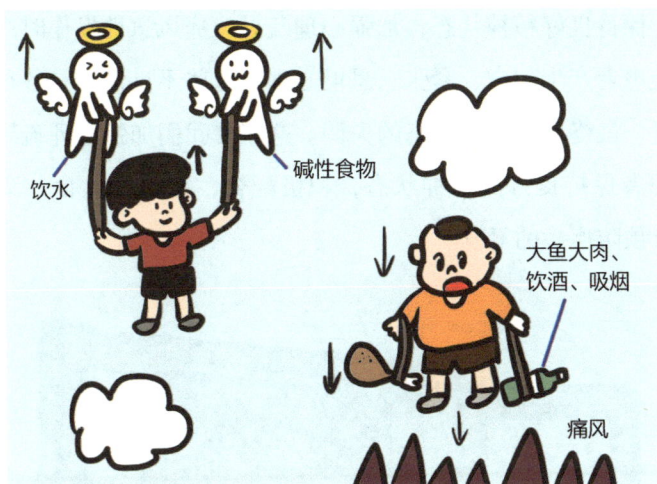

（3）爱运动，正确运动：对高尿酸及痛风患者，我们提倡运动，更提倡适量运动。脂肪主要参与有氧代谢供能，低强度的耐力活动可明显消耗脂肪。步行、长跑、游泳、跳绳等运动都是不错的选择，但锻炼时长应控制在 30 ～ 60 分钟。因为过度剧烈运动会导致血尿酸浓度升高，引起痛风性关节炎发作。对体重超标者应选择有氧代谢比例大的运动项目。

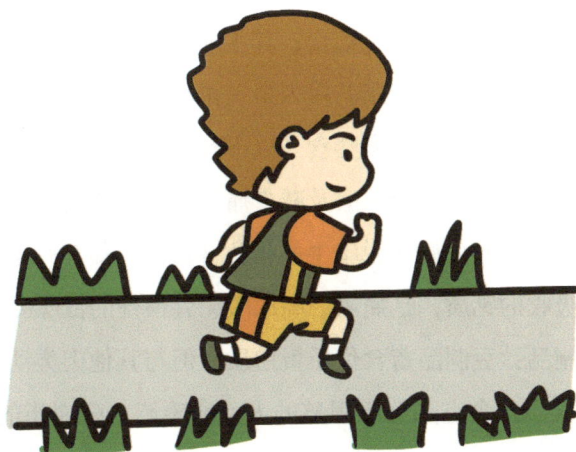

（4）保持良好精神状态，加强心理疏导：痛风急性发作时产生的剧烈疼痛使患者产生焦虑、紧张、恐惧心理。这些不良情绪是各种疾病的危险因素，最终导致体内稳态的失调。这需要我们加强心理疏导，多安慰，让患者保持良好的精神状态，积极配合，控制好饮食，调养好自身，积极预防疾病的复发。

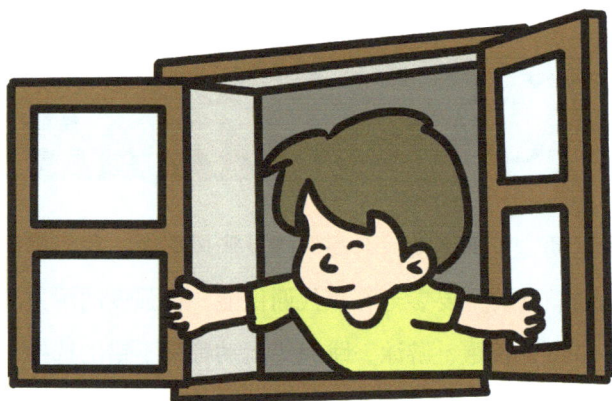

有没有特别的"痛风膳食"

痛风膳食主要是指低嘌呤饮食，其主要为限制总能量，保持适宜体重，同时控制食物中嘌呤与脂肪摄入量，再辅以适量的碳水化合物作为能量来源，总而言之便是均衡膳食。以下几类食品有益于控制胆固醇与排出体内多余的盐分，有降尿酸及减少痛风发作的作用。

（1）牛奶：低脂牛奶和脱脂牛奶脂肪含量低，却含有丰富的优质蛋白质和容易吸收的钙质，是痛风、高尿酸患者最佳的低嘌呤食品。

（2）豆制品：豆制品富含优质蛋白质，但与其他肉类动物性食品不同，其热量低，且含有降总胆固醇的大豆卵磷脂、降血脂的大豆皂素、降血胆固醇的亚麻油酸等，可改善肥胖。

（3）蔬菜：现有研究表明，进食大量富含嘌呤的蔬菜，并不增加血尿酸水平和痛风的发生率，甚至可碱化尿液，有利于尿酸的排泄，从而降低尿酸。

（4）鸡蛋：其不仅是优质蛋白质的来源，而且含有身体所需的全部营养素，可称其为"完整食品"。同时蛋黄中含有降低胆固醇的卵磷脂，所以除非医生建议，一般不必因其含有胆固醇而敬而远之。

（5）薯类：地瓜、马铃薯等薯类食品都含有丰富的钾，可排除多余的盐分，降低血压，预防脑卒中；同时其丰富的植物纤维可帮助排便，降低胆固醇。

（6）海带：海带为低热量食品，含有甘露醇，可降血压，代谢胆固醇，预防高血压与动脉硬化。

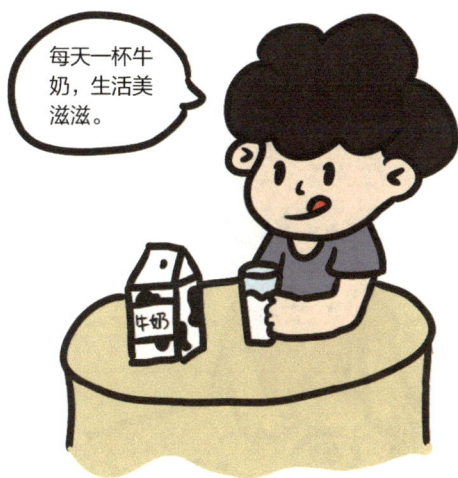

每天一杯牛奶，生活美滋滋。

低脂牛奶和脱脂牛奶脂肪含量低，却含有丰富的优质蛋白质和容易吸收的钙质，是痛风跟高尿酸患者最佳的低嘌呤食品。

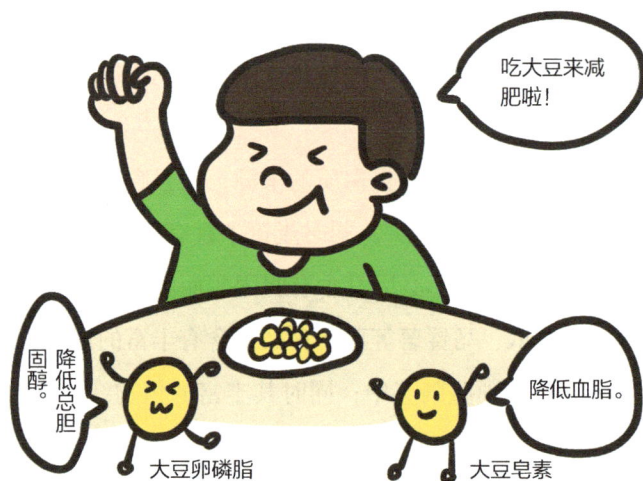

吃大豆来减肥啦！

降低总胆固醇。

大豆卵磷脂

降低血脂。

大豆皂素

豆制品富含优质蛋白质，含有降胆固醇的大豆卵磷脂、降血脂的大豆皂素等，可改善肥胖。

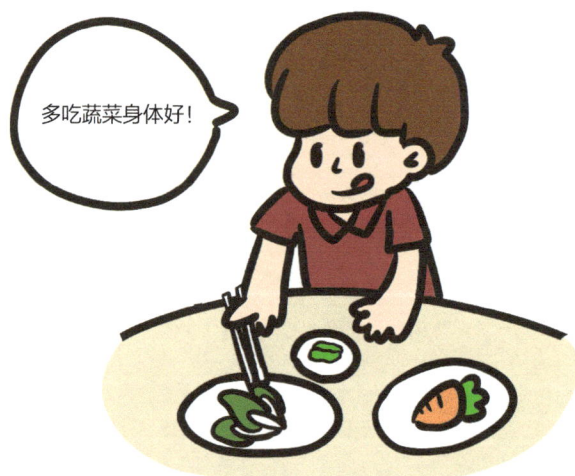

多吃蔬菜身体好！

进食大量蔬菜，并不增加血尿酸水平和痛风的发生率，甚可碱化尿液，有利尿酸的排泄，从而降低尿酸。

鸡蛋是优质蛋白质的来源，而且含有身体所需的全部营养素，可称其为"完整食品"。与海带、羊栖草等碱性度高的藻类食品一起吃，可以防止尿液酸化。

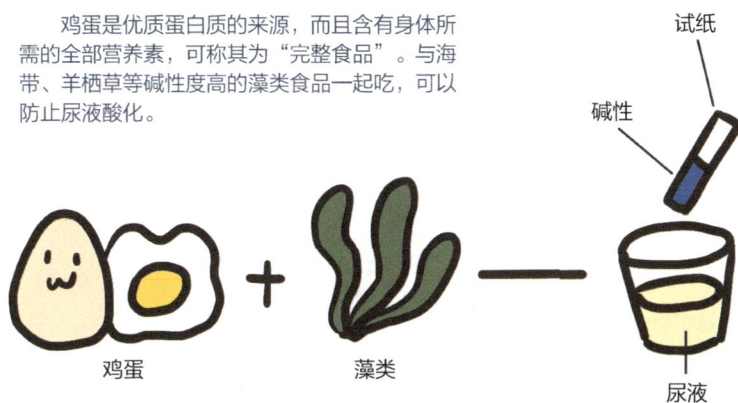

鸡蛋　　　　　　藻类

试纸

碱性

尿液

如厕后真舒服！

薯类的食物纤维很多，可帮助排便。

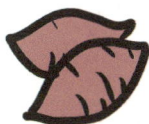

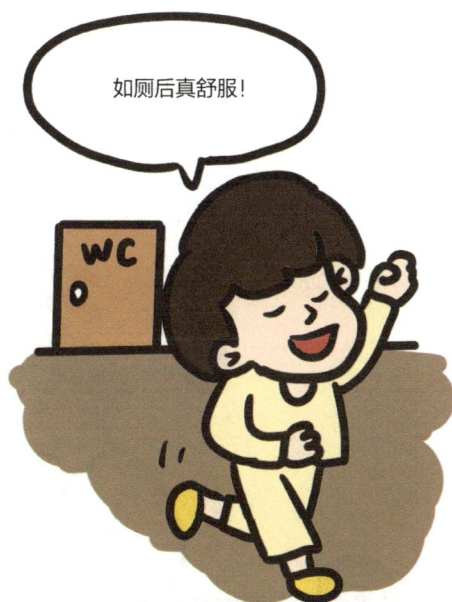

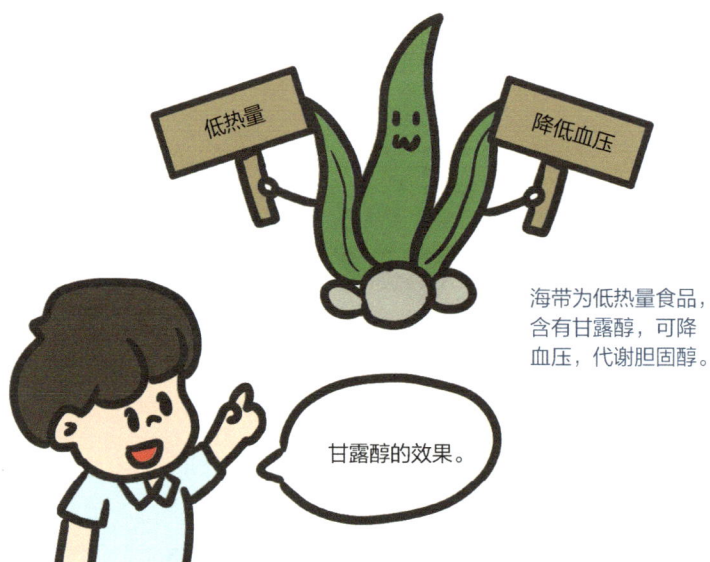

低热量

降低血压

海带为低热量食品，含有甘露醇，可降血压，代谢胆固醇。

甘露醇的效果。

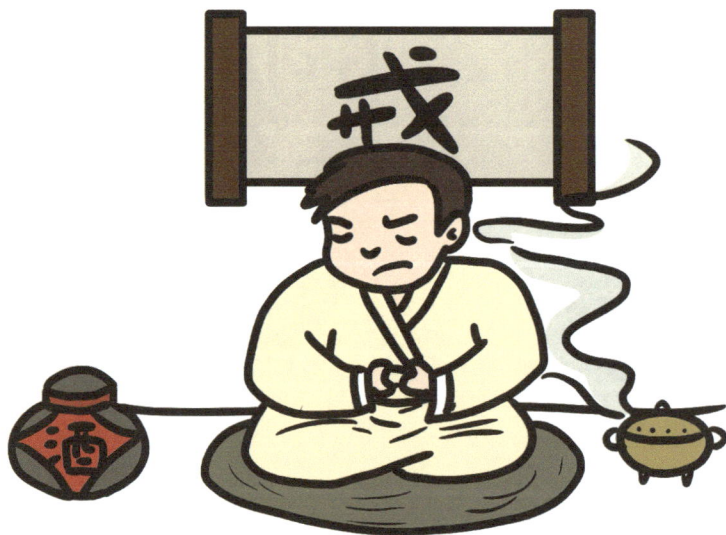

戒

酒

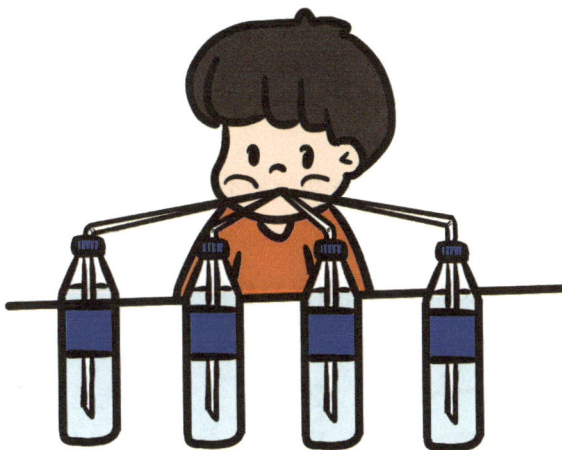

少喝饮料，多喝水。

痛风患者能不能喝茶、喝咖啡

　　茶叶和咖啡中分别含有茶叶碱、咖啡碱，其分子结构均是甲基黄嘌呤。人们以前普遍认为他们在体内代谢后，会转变为尿酸，从而升高血尿酸水平。因此，痛风患者均对其"敬而远之"。

　　现今，大量研究表明，甲基黄嘌呤在人体内代谢后转变为甲基尿酸盐，与尿酸盐是两种不同的物质，并不会在肾脏和关节等处沉积，更不会形成痛风石。此外，很多研究证实，咖啡有利于排泄尿酸，而且喝的越多，效果越明显。咖啡的好处可能是因其含有大量的钾元素，可以促进钠的排泄，同时咖啡还含有降尿酸物质。

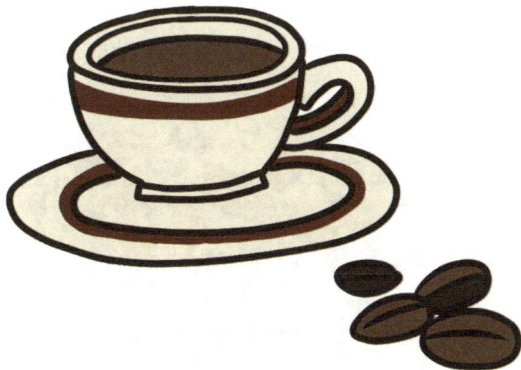

但是研究中的咖啡是没有添加糖和奶精的，这不符合中国大多数人喝咖啡的习惯。而加入糖和奶精的咖啡，并不利于患者体重和血脂的控制。

现有的研究认为，茶叶对尿酸影响不大。通过茶叶来增加主动饮水量，也是一个不错的办法。

此外，浓茶和浓咖啡有强烈兴奋作用，对于饮用后出现失眠、心悸和血压增高的患者来说，也可能诱发痛风发作。

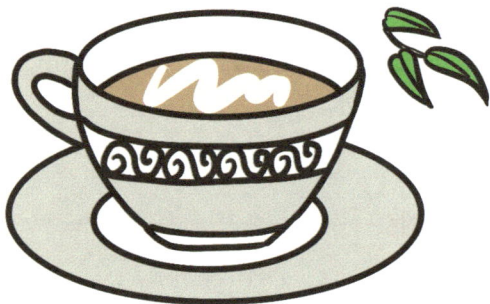

因此，对于禁酒、禁果汁的的痛风患者而言，茶和咖啡可以成为不错的替代品，但应把握其利弊，谨记适量饮用。

痛风患者到底该不该运动呢

痛风急性发作的患者因疼痛而运动受限，但一般情况下，接受过规范治疗的痛风患者，其症状可得到较长时间的良好控制，而通过合理运动，能增强患者体质及机体防御能力，减轻关节疼痛，防止肌肉挛缩及废用性萎缩。因此，痛风患者运动应注意以下几点。

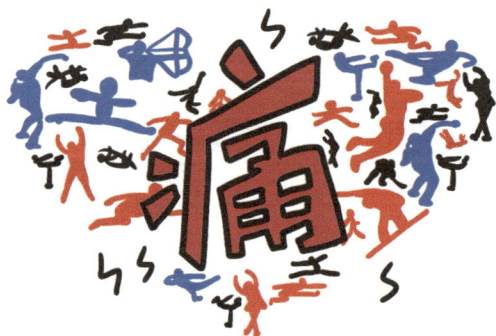

（1）不宜剧烈运动：高强度、长时间的运动可使患者出汗增加，血容量与肾血流量减少，尿酸、肌酸等排泄减少，出现一过性高尿酸血症。另外，

体内的乳酸也会增加，抑制肾小管的尿酸排泄，使血尿酸暂时升高，不利于患者病情，甚至诱发痛风性关节炎。因此，痛风患者要避免打球、跳跃、跑步、爬山、长途步行、旅游等高强度和长时间的体力活动。

（2）合理运动：简单运动，如散步、打太极拳、做健身操、练气功及骑车等，活动量相对适中，时间较易把握，只要体力分配合理，既可以锻炼身体，又能防止高尿酸血症。

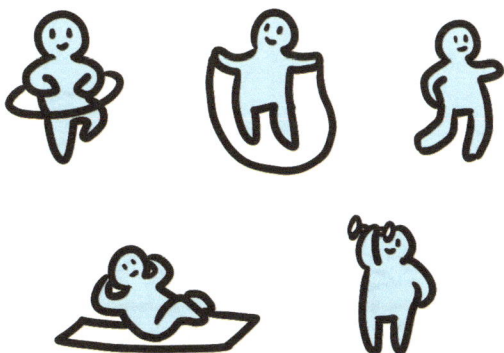

患者在运动过程中，要做到个性化运动，从小运动量开始，循序渐进，"健心"与"健身"并存，舒畅情志，关键在于坚持不懈，同时要注意运动中的休息，避免高强度和长时间运动。

（3）运动与饮食相结合：单纯的运动并不能有效地降低血尿酸，但与合理饮食相结合，则会显著降低血尿酸，起到预防痛风发作与延缓病情进展的作用。

饮食上：一是要避免进食高嘌呤食物，如动物内脏、牛羊肉、鹅肉、海鲜、酵母等；二是要戒酒；三是多饮水，每日饮水应在2000mL以上。

痛风患者护肾脏有哪些注意事项

大部分人在检查出尿酸高时，是没有任何症状的，因此，很多人便不把它当回事。但是，尿酸的排泄有2/3是通过肾脏来完成的。一旦体内尿酸过多，便会对肾脏造成损害，从而导致肾结石、肾绞痛、血尿，甚至尿毒症。所以血尿酸高，需谨慎，保护肾脏，戒三事。

（1）憋尿：憋尿会导致尿酸堆积在体内，来不及排泄，形成结晶石，从而损害肾脏健康，诱发肾脏病变，增大慢性肾衰竭的风险。故应切记，不论什么原因，尿酸高，一定不要憋尿。

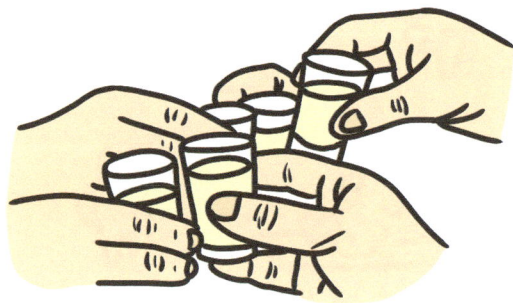

（2）喝酒：酒精是尿酸的催化剂，会导致体内尿酸水平升高，还会阻碍尿酸排泄。研究表明：经常喝酒的女性比那些每周只喝两次酒的女性，患痛风的风险要高出 3 倍。对于经常喝酒的男性，比不喝酒的男性，患痛风的风险要高出 2 倍。

（3）果汁、饮料：果汁中含大量果糖，在体内分解过程中会直接产生尿酸，加重尿酸升高。

同时，果糖又会减少肾尿酸排泄，进一步导致体内尿酸升高。

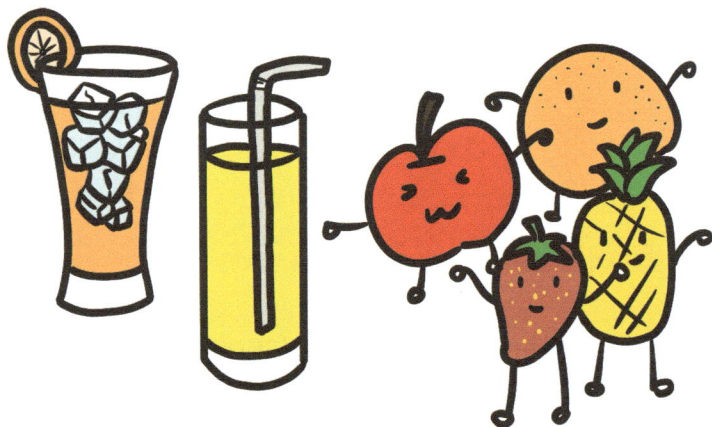

预防痛风的健康教育的重点内容是什么

痛风属于终身性疾病，但也是一种可被有效控制的疾病。通过对患者进行疾病和药物知识的介绍，饮食、生活方式等方面的健康教育，提高患者对治疗的依从性，并坚持不懈地自我保养，坚持"四低一高"的饮食原则，即低嘌呤、低蛋白、低脂肪、低热量饮食，多饮水。同时应禁酒、禁烟，辅以合理的药物治疗，使血尿酸保持在正常范围，使患者有效地避免各种发病诱因，保护关节和肾，最终达到促使疾病康复和减少疾病复发的目的，对提高患者的生活质量具有重要意义。

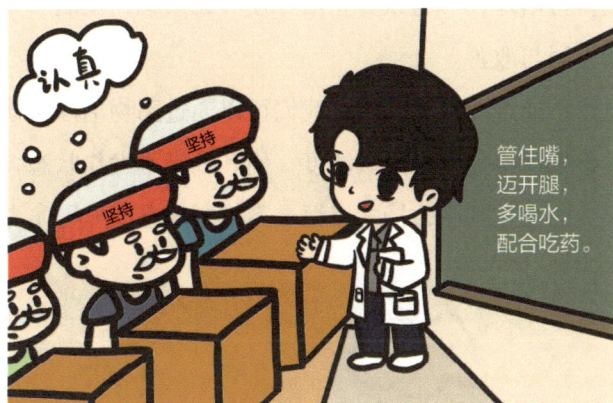

痛风可以根治吗

在诊治过程中，我们经常会遇到患者痛风反复发作的情况，同时他们都有个共同疑问："我的痛风可以根治么？"事实上，痛风跟糖尿病等终身性疾病一样，是没有根治这个说法的，糖尿病为血糖高，而痛风则为血尿酸高。

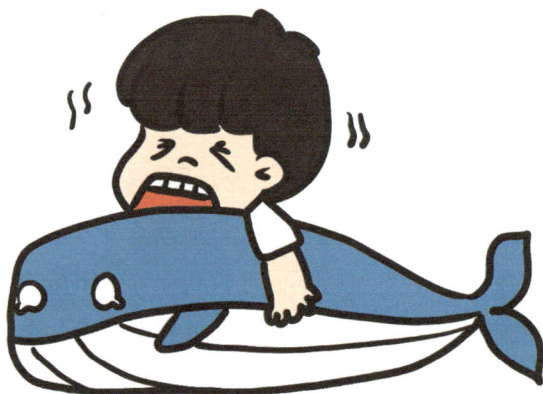

大吃一"鲸"

　　痛风患者反复发作的原因主要有两点：一为常在症状减轻后就自行停药或不能坚持治疗；二为饮食生活习惯等无禁忌，饮酒、高嘌呤饮食等习惯不能克制与改善。

　　痛风虽然不能绝对根治，但是我们可以通过药物治疗、饮食控制和生活习惯改善来严格控制血尿酸浓度，使其处于不发作状态，达到三位一体的效果，而在这其中，持之以恒、不松懈的态度显得尤为重要。

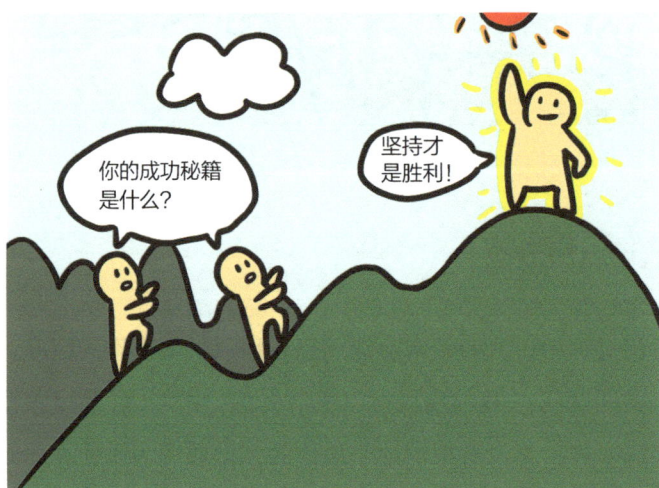